U0070536

法醫師法論

Forensic Medical Examiner Law

王崇儀◎著

關於作者

王崇儀

1952年5月21日生

學歷

國立台北大學法律學系法學士

國立中山大學管理學院管理學碩士

經歷

法務部副司長、參事

福建金門地方法院檢察署檢察長

臺灣宜蘭地方法院檢察署檢察長

臺灣新竹地方法院檢察署檢察長

臺灣高等法院檢察署主任檢察官

法務部法醫研究所代理所長、所長

現職

行政院海岸巡防署政務副署長

謹以本書獻給長期關注國內法醫師
存在現況及未來發展的各位好朋友

自 序

2002年4月11日我從新竹地方法院檢察署檢察長一職任滿轉調法務部法醫研究所代理所長。在此之前該所已歷經三位所長，均由法務部指派常務次長兼代，我算是第一個專任的所長。照理說，像法務部法醫研究所這樣一個講求高度專業的機關，至少應該找一位具備醫師資格的人士擔綱領導方屬正辦，為何自1998年7月1日成立迄今，始終無法覓得任何一位醫學界幹材入主？說穿了，理由叫人很喪氣：一個月新台幣20餘萬元的薪水，的確沒有絲毫誘因，即便新台幣20餘萬元已經等同一個部長的待遇。至各公務機關編制內之法醫師報酬，於歷經多次調整後，非僅較一般公務人員為優，甚至在馬英九總統擔任法務部部長期間，更直逼法官、檢察官所得水準，但該項工作，卻依舊乏人問津。這其實也是國內法醫學界所面臨最根本的問題 ——「沒有重賞，何來勇夫？」，當然，這是指與開業醫師收入的比較而言。

全國各地方法院檢察機關每一年約有18,000件相驗案，其中約有2,000件要進一步解剖屍體鑑定死亡原因，但有能力擔綱此重責大任者，非具備病理專科醫師資格莫辦，而一位病理專科醫師的養成，又非3、5年以上不為功。目前國內這方面的專才，除法務部法醫研究所編制內4名法醫師及外聘顧問法醫師12名，再

加上若干個體戶，總計不會超過20人。於是在新進醫師普遍對法醫師興趣缺缺及這20名專業人士終有一天都會老去的可預見未來，我們將面臨法醫病理專科醫師斷層及斷炊的窘境，我國的人權指標亦將連帶受累。這絕對不是危言聳聽，否則，前行政院顧問，現任國立台灣大學醫學院法醫學研究所所長陳耀昌教授，就不會號召法醫學界大老方中民及國立臺灣大學醫學院法醫學科教授郭宗禮、邱清華等人，於2002年4月25日急急如律令的上書當時的副總統呂秀蓮，大談「建立臺灣健全之法醫師培訓和進用制度」，積極催生法醫師法。他們的理念很簡單：既然醫生都不願意屈就法醫師，那麼就找一批醫學系週邊學系如藥學、公共衛生、醫事技術、護理、物理治療、職能治療等學系畢業之非醫生，施以強力密集的專業養成訓練試試看！我個人算是躬逢其盛碰到這超級大任務，儘管不是很情願，但在當時政策指示下，也只有硬著頭皮披掛上陣，歷經3年多努力，法醫師法終於在2005年底完成立法，不管它將來成敗如何，站在我這個「半路出家」的所長立場言，都算是檢察生涯30餘載來最具張力的回憶！我現在最迫切想知道的是，這批非正統醫學院系畢業的孩子們，在經歷學士後法醫學研究所170學分的震撼教育後，有沒有能耐跨足操刀人權的舞台，哪怕只是搖搖晃晃的一小步？

序　言

　　檢察官遇有非病死或可疑為非病死者，於踐履相驗程序後，認有解剖屍體必要時，依刑事訴訟法第216條第3項之規定，僅能命醫師行之，蓋考量其專業性高於檢驗屍體，故檢驗員不與焉。唯此之解剖，究何所指？按現行法律中，對解剖一詞賦有明確定義者，僅「解剖屍體條例」（註）第2條規定之「屍體大體解剖」及「屍體病理剖驗」，唯此二者均係因學術研究之必要始得為之，其性質與偵查犯罪所需之屍體解剖自屬有間。就專業程度言，法醫解剖之客體既屬於「非病死或可疑為非病死」之非自然死亡者，其對病理判斷精準之要求水平，亦應高於純學術研究之屍體大體解剖及病理剖驗，似不待言。茲值關注者，「屍體病理剖驗」之主持執行者須為從事病理研究之醫師（解剖屍體條例第2條參照），則專業性與技術性尤甚之法醫解剖，自非具備同等條件以上者莫辦。唯查一般醫師如欲取得病理專科醫師資格，至少須耗時四年以上，並通過相關考試始克其功，此國內少數檢察機關編制內法醫師迄無執行屍體解剖能力之主要原因。

　　「法醫師法」制定之終極目標，乃為培養全方位之法醫師，積極從事屍體檢驗、相驗、解剖、死因鑑定及相關法醫鑑定等業務，以提昇我國之人權指標。新法施行伊始，各方譏評難免，眼

前雖係漫漫長路，不知盡頭，唯如故步自封，則斷無未來。至盼各界理性看待，嚴謹討論，共謀完善，國家幸甚！

　　本書係以「法醫師法」之重要內容為骨幹，詳實描述全新風貌的我國法醫師制度。並從實務的角度，讓人一窺當前法醫師業務運作之現況，另對國內唯一具備法源，屬於「國家級」鑑識機關之法務部法醫研究所歷史沿革及法定職掌等做一完整介紹，全盤呈現該專業組織所面臨之困境，並提供未來發展方向之參考。全書重點概分各國法醫制度介紹、法醫師法立法背景、法醫師法重要內容、法務部法醫研究所介紹及法醫師法施行概況等篇，透過系統性之分析，期能喚起大家更為重視與瞭解這塊向來陌生的領域。

註：參考附錄15「解剖屍體條例」。

目錄

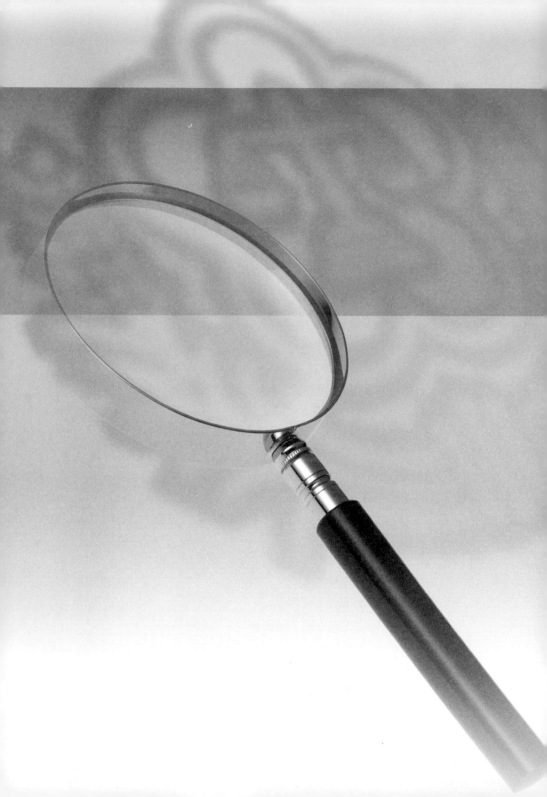

第一篇

各國法醫制度介紹

壹、美國之法醫制度（註）

一、法醫病理專科醫師為核心之法醫師制度

美國傳統之驗屍官制度（Coroner System）源自於英國殖民地時代之民選驗屍官設計，當時主要目的係為確實執行徵收遺產稅等業務。

美國於1880年起，自麻薩諸塞州（Massachusetts）開始倡導法醫師制度（Medical Examiner System）。現今美國的法醫師制度即是以法醫病理專科醫師（Forensic Pathologist）為核心的法醫師制度。醫學系畢業生先接受5年的臨床病理及組織病理訓練，再加上1至2年的法醫病理相關訓練，才能取得法醫病理專科醫師之專業證照，也才有資格擔任直接隸屬於州（State）或郡（County）之法醫師（Medical Examiner）或主任法醫師（Chief Medical Examiner）。在美國亦有法醫病理專科醫師不足的問題，綜其原因有以下諸端：

（一）訓練機構有條件限制

法醫師的訓練須與警察及檢察官配合，只有在大城市由政府設立的法醫中心（Medical Examiner Center）才有能力訓練正規之法醫病理專科醫師。

（二）訓練機構不重視研究

政府設立的法醫中心，只求法醫實務工作順利推展，大多缺乏如醫學院水準的良好學術研究環境，此種現象自然令許多優秀之醫學系畢業生怯步。

（三）法醫師有作證之義務

美國法醫師因獨立於檢察體系之外，故上法庭為自己鑑定之案件作證就成了家常便飯，也因此讓許多醫學系畢業生視之為畏途。

美國政府為因應上開三個問題，乃設立法醫調查中心，俾隨時發現癥結所在，突破困境。

二、完全獨立於檢察體系外之法醫師制度

美國之法醫師完全獨立於檢察系統之外，屍體之相驗、解剖及死因鑑定等工作，由州或郡之法醫師擔綱，檢察官不與焉。除屍體解剖與否之決定權操之法醫師外，美國各郡大都設有完善之解剖室，包括磅秤、照相、X光透視、冷藏（凍）屍體及組織病理切片設備等。

三、立法規範法醫師管轄權之法醫師制度

美國各州均規定凡非自然、非預期之死亡及他殺案件均屬於法醫鑑定案件。如美國佛羅里達州法第406章法醫師對具有管轄權之死亡案件型態包括：

（一）暴力犯罪事件。

（二）意外。

（三）自殺。

（四）突然死亡、死前健康狀況良好。

（五）死前未經醫師診視。

（六）死於監獄或監管場所。

（七）在警察監管下死亡。

（八）可疑或不尋常之狀況下死亡。

（九）非法定墮胎。

（十）中毒。

（十一）對公共衛生政策造成社會疑慮之疾病。

（十二）因職業病、職業傷害致死。

（十三）遺體由外地運入，而無適當醫學證明文件。

（十四）遺體即將火葬、肢解或海葬。

註：本文係參考蕭開平、蒲長恩、黎瑞明、石台平、方中民等著「臺
灣法醫制度之回顧現況與未來之展望」（國防醫學院醫學研究雜
誌第13卷第5期291～300頁）部分內容整理而成。

貳、英國之法醫制度(註)

英國傳統之驗屍官制度（Coroner System），源自於遠古時期英國國王之抽稅官設計，當時主要任務係為確實執行遺產人頭稅等之徵收工作。現今英國主要之屍體相驗解剖等業務則係由法醫病理醫師執行。

英國由於地理環境、民族文化及歷史淵源等因素，將全國分成二個區域即英格蘭（England）、威爾斯（Wales）、及蘇格蘭（Scotland）。而法醫制度也因區域之劃分而形成不同的內涵：

一、英格蘭、威爾斯之驗屍官制度（Coroner Court System）

（一）此制由法務部參謀本部辦公室（Home Office）主導，一般的相驗案件由驗屍官負責，較具爭議性之相驗解剖工作則由法醫病理專科醫師（Forensic Pathologist）執行。

（二）參謀本部辦公室下設有一個14人組成之法醫病理專科醫師資格審查委員會（Home Office Committee），成員包括法醫病理專科醫師、警察署高階人員、檢察署高階人員及法務部參謀本部人員等。此委員會掌控法醫病理專科醫師資格之審查。

（三）上開委員會每年均公布經審查合格之法醫病理專科醫師名單（Home Office List），供警方及檢察單位做為偵辦刑事案件支援之參考。

（四）經審查合格之法醫病理專科醫師始能從事法定凶殺、他殺及其他較具爭議性案件之屍體解剖及死因鑑定業務。

二、蘇格蘭之法醫師制度

（一）此制由法務部皇家本部辦公室（Crown Office）主導，其特色為法定解剖工作，由雙法醫師執行。

（二）雙法醫師制度（俗稱Two D System）係指執行解剖工作之兩位法醫師中至少須有一位是法醫病理專科醫師，另一位可為法醫病理專科醫師或驗屍官（Coroner）。

（三）非自然死亡案件即屬法定解剖範圍。換言之，自然死亡以外之案件須強制解剖屍體。

三、無爭議性之屍體解剖

上述之英國法醫主管機關，不管是參謀本部或皇家本部辦公室，均會與各大城市教學醫院法醫學科簽約，以按件計酬方式，委託解剖較無爭議性之自然死、意外死或自殺等之屍體並做死因鑑定。此項解剖及死因鑑定工作，通常由該教學醫院之病理專科醫師及法醫學科（Department of Forensic Medicine & Science）之教職、研究人員共同進行。

註：本文係參考蕭開平、方中民85年5月著「臺灣法醫學與病理的發展歷史回顧與展望」第43、44頁部分內容整理而成。

參、澳大利亞之法醫制度(註)

　　澳大利亞之驗屍官系統，為一受政府監督捐贈之公法人，獨立運作，監督機制為一跨部會組織而成之審議委員會。茲以該國維多利亞省（Victoria）為例，介紹其法醫制度。

一、省驗屍官辦公室

（一）省長可經由維多利亞法醫研究所（Victoria Institute of Forensic Medicine）審議委員會（Council）之推薦，任命地方法院法官、簡易庭法官、高等法院律師或律師為省驗屍官或省副驗屍官。

（二）上開法官視為地方法院法官，並保留法官之權益。

（三）省驗屍官出缺或無法視事，由省副驗屍官代理之。

（四）省長另經由上開委員會之推薦，任命簡易庭法官、簡易庭執行法官、高等法院律師或律師為驗屍官。

（五）維多利亞法醫研究所為依據澳洲維多利亞省1985年施行之驗屍官法所設立之機構。其為維多利亞省驗屍官辦公室之一部分，設於墨爾本市南岸邊之Kavanagh街。該所在省驗屍官督導下，提供驗屍官所需之法醫病理等相關服務。

二、法定死亡通報

（一）法定死亡應儘速通報驗屍官或警察局。

（二）驗屍官或警官應儘速通報省驗屍官。

（三）醫師除法定死亡外，於下列情形，亦應儘速通報驗屍官：

　　1.醫師並未檢視屍體。

　　2.醫師無法確切診斷死亡原因。

　　3.醫師於死亡前14日未曾診視死者，或無法由醫療紀錄確定死因。

（四）法定死亡指死亡之事實及原因發生在維多利亞省，且生前居住於該省，其類型如下：

　　1.猝死。

　　2.非自然死。

　　3.暴力犯罪致死。

　　4.直接間接因意外或暴力傷害致死。

　　5.麻醉致死。

　　6.醫療致死。

　　7.生前為保護管束之人。

8.無名屍體。

三、省驗屍官之職權

（一）省驗屍官可指揮驗屍官為死因之調查。

（二）下列案件驗屍官有死因調查管轄權：

　　　1.驗屍官疑為他殺。

　　　2.死者生前為保護管束之人。

　　　3.無名屍體。

　　　4.醫療致死。

　　　5.檢察總長指揮之案件。

　　　6.省驗屍官指揮之案件。

（三）如果死因與被告有關，驗屍官應將調查報告交予公訴檢察
　　　官。

四、屍體解剖

（一）驗屍官認有必要，可指揮法醫研究所，在所長（Director）
　　　指導下，由病理醫師（Pathologist）或醫師完成屍體解
　　　剖。

（二）驗屍官亦可直接指揮病理醫師或醫師完成解剖，保存證

物，尋找死因。

（三）驗屍官展開死因調查後，任何人得請求其解剖屍體。

（四）上開請求如遭拒絕，驗屍官應出具書面理由書。

（五）請求者對該書面理由書如有不服，得於收受後48小時內上訴高等法院請求執行解剖。

（六）死者年長家屬得反對解剖屍體，驗屍官如拒絕其請求，應出具書面理由書。

（七）年長家屬對該書面理由書如有不服，得於收受後48小時內上訴高等法院請求不予解剖。

註：本文係參考王約翰91年10月10日著「90年度薦送病理專科醫師出國進修報告書」部分內容整理而成。

肆、日本之法醫制度（註）

一、監察醫與法醫師混合制

　　所謂監察醫乃指警界所培養，負責第一線相驗工作之警方人員，相當於我國之檢驗員。至法醫師，隨著法醫學內涵之進展及時代之需求，單純一般醫師已無法勝任法醫師業務，故醫學系畢業後，必須再接受3年以上法醫師專業訓練才能取得法醫師資格。日本基層亦見以特聘之開業醫師從事相驗工作，唯終因缺乏專業素養而屢遭人詬病。

　　日本之監察醫為官方組織，如遇自然死亡送醫而不被受理之屍體，則由監察醫所屬醫院全權處理，其性質類似法醫之門診。涉及明顯犯罪及糾紛之屍體，則由屍體所在地之醫學院負責解剖檢驗工作，並直接透過警方提供法院辦案資料。日本大城市如東京等地則設有法醫中心機構，專職處理法醫相關業務。

　　日本第一線之警察可以完整蒐集所有犯罪證據及進行各種較簡單之初步檢驗，如遇有解剖屍體必要時，可交由隸屬警方之法醫師執行，或委請地方醫學院之法醫學教授支援。至大城市如東京等地則由當地法醫中心及醫學院法醫學教授輔導執行屍體解剖工作。

二、解剖實務

（一）日本之大學醫學院均設有「法醫學教室與實驗室」，並有法醫學博士研究所，法醫師皆為大學教授，絕大多數之法醫解剖均由大學正副教授負責執行。

（二）日本於各行政區均設有現代化之法醫解剖室，配置磅秤、照相、X光透視、冷藏（凍）屍體及組織病理切片等設備。

註：本文係參考蕭開平、方中民85年5月著「臺灣法醫學與病理的發展歷史回顧與展望」第42頁及蕭開平88年7月17日著「世界各國法醫制度之比較」日本法醫制度部分內容整理而成。

伍、中國大陸之法醫制度(註1)

中國大陸之法醫體系自成一格，既非驗屍官制度，亦非法醫師制度。其形成之社會背景主要著眼於醫科大學內法醫人才之培育，並兼顧公安、檢察及法院等司法制度之運作。茲分述重點如下：

一、公安主導死因調查工作

相驗工作由公安體系主導，法醫師與公安人員均可負責相驗業務，屍體解剖則僅法醫師有資格勝任。公安部設檢驗室及物證鑑定中心等。

二、法醫師之培育

（一）衛生部成立「法學指導委員會」，在6個重點醫科大學內成立法醫學院，負責法醫師之養成教育。

（二）養成教育內容計有：

　　　1.3年6個月之500小時法醫理論課程。

　　　2.1年6個月之臨床實習課程。

（三）取得法醫師資格後，分發至公安部、檢察院或人民法院服務。

（四）法醫師可分主任法醫師、副主任法醫師、主檢法醫師及法
醫師等位階，主任及副主任法醫師為高級職稱，主檢法醫
師為中級職稱，法醫師則屬初級職稱。

（五）法醫學院設有法醫學碩、博士班，培育法醫學師資人才。

三、其他法醫專業人員之培育

（一）中山、華西、中國、同濟、山西、昆明及皖南等醫學院校
均設有法醫學系，西安醫科大學設有法醫學院，中國刑事
警察學院設有法醫化驗學系，負責法醫學專業教育之推
動，培養法醫專業人才。

（二）前開法醫學院系1或2年招生一次，學生由高等學校統一考
試錄取，學制5或6年，除基礎與臨床醫學外，尚須完成1
年多之法醫學專業教育，並在公安部門進行檢案實習2至3
個月。

四、法醫升遷制度（註2）

（一）醫學院畢業學生升遷制度

正統醫科學生畢業若想踏入法醫界，得先從事一年實習
階段之實習法醫師，期滿後始晉升為法醫師（相當於助
教），其後再依縣、市、地方或中央之編制大小晉升為主
檢法醫師（相當於講師）、副主任法醫師（相當於副教

授）或主任法醫師（相當於教授）。

（二）醫學院及中專（相當於我國之五專生）醫學相關科系人員升遷制度

　1.接受專業訓練晉升

　　基層法醫人員（相當於我國基層檢驗員）工作若干年後，如表現良好，可直接獲得推薦至有關單位（如瀋陽中國刑事警察學院）接受專業法醫訓練一年後，取得資格直接晉升為實習法醫師、法醫師（相當於助教）、主檢法醫師（相當於講師）、副主任法醫師（相當於副教授）或主任法醫師（相當於教授）。又基層法醫人員取得晉升後，只能從事法醫師工作，不得轉任其他醫療工作。

　2.取得相當學位晉升

　　大陸醫學院多附設有法醫相關之碩士班或博士班，基層法醫人員可利用在職進修機會取得該等學位後，直接晉升為實習法醫師、法醫師（相當於助教）、主檢法醫師（相當於講師）、副主任法醫師（相當於副教授）或主任法醫師（相當於教授）。

　3.自行發表論文晉升

　　基層法醫人員可依其處理之案件或發表之著作，撰成

論文報請依上述順序晉升。

五、香港部分

香港主要之法醫業務均在香港警察總部警政大樓西翼6樓之衛生署法醫科內進行，有關死因之調查工作由警察負責，檢察官或法官則委託法醫科進行解剖鑑定業務，毒物、血清、DNA及微物跡證之鑑定則交由相關檢驗部門負責。其法醫師可分為法醫師、顧問法醫師及主任顧問法醫師三級。

六、澳門部分

澳門之法醫制度源自歐洲之葡萄牙系統，與香港類似，同屬以法醫病理專科醫師為核心之制度。其法醫學相關工作由法醫學鑑定專家執行，死亡之證實則由醫師依法為之，屍體剖驗由司法當局委任之法醫學鑑定專家執行；至法醫學相關人才之選取，則先由衛生司提出醫師名單至司法事務司，再由總督就司法事務司建議之名單中挑選公布於政府公報。又此所稱之法醫學鑑定專家多係指病理專科醫師言。

註1：本文係參考陳耀昌等88年8月5日著「台大法醫考察團香港、中國大陸、澳門法醫制度考察報告」部分內容整理而成。

註2：本部分係參考新竹地方法院檢察署檢驗員楊敏昇著「大陸法醫制度之簡介（一）」之內容整理而成。

陸、我國之法醫制度

一、前言

　　擔任一審檢察官期間，每遇有外勤相驗案件，如果輪值的法醫室人員係一具備醫師資格之法醫師，則心情會感到十分篤定，總覺得醫師出馬，無所不能，其驗屍後所出具之相驗屍體證明書，檢察官多亦未置一詞，行禮如儀，用章了事。倘隨行者係一檢驗員，則心境大不相同，蓋以專業取向言，除權威性有別於醫師外，其所製作之相驗屍體證明書品質易遭質疑實乃情理之常。

　　及至濫竽法務部法醫研究所所長一職數年，思想看法竟完全兩極，雖現行刑事訴訟第218條第2項規定醫師得相驗屍體，唯此之醫師，如係僅具醫師資格而未曾接受法醫學專業訓練，可否勝任是項工作，實大有疑問；另同法第216條第2項雖規定解剖屍體，應命醫師行之，唯此之醫師若不具病理專科醫師資格，又何能挑此重擔？而一般醫師欲成為病理專科醫師，亦非3、5年以上之養成教育不為功。至檢驗員雖未具醫師資格，但因經歷法醫學專業訓練，故其從事第一線之屍體相驗業務，功力恐不在一般陽春醫師之下。

二、清末民初之法醫制度（註）

　　清末民初，由當時刑部舉辦之「檢驗學習班」所培養之「檢驗吏」，可謂我國最早期之法醫檢驗人員，相當於國外之驗屍官（Coroner）。嗣司法部於1932、1935年分別成立上海及廣東法醫研究所並陸續開辦檢驗訓練班，國立中央大學醫學院並先後於1943年成立法醫學科，1948年接受中央委託成立法醫研究所。而1935年，我國之刑事訴訟法即明定「對屍體剖驗、婦女檢查均應由醫師執行，對於檢驗屍體則應由醫師或檢驗員執行。」，揭櫫我國之法醫制度乃檢驗員及法醫師之混合制。

　　1899年英人傅養雅口述，由趙元益執筆之「法律醫學」，為我國第一部翻譯出版之國外法醫學著作。1908年即辛亥革命前3年，留日學生王佑、楊鴻通2人合譯日人石川貞吉所著「實用法醫學」，並改名「東西各國刑事民事檢驗鑑定講義」。其後內務部及司法部分別令頒「解剖規範」及「檢驗新知識」，詳細列舉相驗及解剖應行注意事項並明訂司法官學習課程應包含法醫學、指紋學及心理學等。

　　民國初期即1912年，「刑事訴訟律」突破滿清封建思想，明文規定「遇有橫死人或疑為橫死之屍體應速行檢驗，檢驗得發掘墳墓，解剖屍體，並實驗其餘必要處分。」，1913年更於「解剖規則」明示「警官及檢察官對於變死體非解剖不能確知其致命之由者，得派醫士解剖。」，此乃我國法醫學演進之重要里程碑。

三、民國初期之法醫發展

西洋現代法醫學傳入我國後，引起司法界之重視。1914年司法部開設司法講習所，即把法醫學、指紋學及心理學等課程列為必修，並發行內容簡略之「檢驗新知識」一書。

1918年江蘇省政府向國民黨中央政治會議提出「儘速養成法醫人才」乙案，當時國民政府即交由國立中央大學辦理。甫自德國研究法醫學回國之林几博士負責統籌法醫學教育之推廣，其提出「分建六處法醫學教室（上海、北平、漢口、廣州、重慶、奉天）以便培育法醫人才，並檢驗鄰近法醫事件」之構想。1930年林几博士在北平大學醫學院開設中國第一個法醫學教室，並擔任主任教授。1932、1935年另在上海、廣東成立「司法部法醫研究所」，並於全國各省高等法院普設法醫檢驗室，各地方成立檢驗員訓練班，積極培育法醫檢驗人才。林几教授復於全國各地廣設法醫學講習訓練班，專責培育醫學院、軍校、警校等高級法醫學師資、高等法院法醫師、地方法院檢驗員及法醫學研究員。更於1934年創辦「法醫學會」，發行「法醫月刊」，積極倡導法醫科學，推廣相關資訊交流。

民國初期之法醫學發展，林几教授貢獻卓著，惜於遷臺後，林教授滯留大陸，法醫業務發展逐漸沒落，「司法部法醫研究所」亦遭裁撤之命運。

四、日據時代之法醫發展

　　國民政府遷臺後之法醫學發展，受日本法醫制度影響甚深。日本為一相當重視法醫科學之國家，其警察學校之犯罪蒐證科學課程中包括極其完整之法醫學相關常識及各種蒐證技巧。第一線之警察可以完整蒐集所有犯罪證據及進行各種較簡單之初步檢驗。如遇有解剖屍體必要時，可交由隸屬警方之法醫師執行，或委請地方醫學院之法醫學教授支援。日本各醫學院或醫學專門學校皆設有完整之法醫學教室或研究室。

　　臺灣在日據時代只有總督府醫學校設有醫學院，日本為加速臺灣殖民地本土化，特於1936年成立台北帝國大學醫學部（臺灣大學前身），並嚴格規定必修之法醫學課程。日本醫學界傳統，係將最優秀且有抱負之人才投入法醫學領域；而臺灣在日據時代，法院未見法醫師編制，警察單位（警務署）則反之。當時台北帝國大學醫學部部長（即醫學院院長）三田定則原為東京帝國大學醫學部法醫學教授，享有極高聲望，日本為加速臺灣殖民地本土化，特禮聘三田來台。三田部長最後並榮任台北帝國大學校長，可見其受重視之程度。

五、臺灣光復之法醫傳承

　　臺灣光復後法醫學之傳承，原由笛鎌倉正雄助教授（副教授）一肩挑起，其並兼任省警務處法醫，笛鎌倉正雄嗣於1946年

遭遣返日本，省警務處法醫由臺灣大學醫學院助教葉昭渠接掌，再交棒予楊日松，楊日松接任後，整編法醫室，成立毒物及血型鑑定實驗室。抗戰勝利初期，臺灣大學醫學院院長杜聰明指定甫自中國參與抗日返台之蕭道應接掌該校法醫學科，當時設備極度匱乏，僅有極少量試管與實驗用儀器，蕭道應任滿三年轉赴調查局後竟無人為繼，其後杜聰明院長離職，法醫學科遂併入病理科。故自1939年至1986年臺灣各大醫學院校竟無一有法醫學科之設置。迄1987年，臺灣大學醫學院始再度將法醫學科獨立，並推方中民為主任。

六、我國當代之法醫制度

（一）檢察官主導屍體相驗及解剖之進行

在我國，屍體相驗之前提須具備「非病死或可疑為非病死」之要件，而主其事者即為檢察官（刑事訴訟法第218條第1項）。易言之，自然死亡之案件屬就診醫院出具死亡證明書或行政相驗之範疇，檢察官不與焉。檢察官相驗屍體後，如發現有犯罪嫌疑，應繼續為必要之勘驗及調查（刑事訴訟法第218條第3項），此時即已進入偵查程序，必要時，檢察官自可下令解剖屍體。反之，屍體相驗後，如認無犯罪嫌疑，檢察官即可將該案簽結，發還屍體與死者家屬。唯就專業角度言，檢察官究非法醫師，屍體解剖與否，似不宜憑其一人專斷，法醫師法就此已做相當考量，爰以明文規範，稍加節制，容後詳述。

（二）檢驗員擔綱屍體相驗工作

刑事訴訟法第218條第2項雖規定，檢察官得命檢察事務官會同法醫師、醫師或檢驗員進行相驗工作，唯查全國各檢察機關，編制內之法醫師僅有4人，醫師又均屬特約或兼任性質，從而真正參與其事，勞苦功高者，反非總數近40人之檢驗員莫屬。

（三）法醫病理專科醫師擔綱屍體解剖工作

刑事訴訟法第216條第2項規定「解剖屍體，應命醫師行之。」，此之醫師，若與同法第218條第2項將法醫師、醫師分列規定比較，自屬廣義解釋，舉凡具醫師資格者，無論係一般醫師、法醫師、病理專科醫師或法醫病理專科醫師均包括在內。唯一般陽春醫師欲取得病理專科醫師資格，除須進入醫學院校攻讀專業外，尚須通過考試始足當之，期程非3、5年莫辦；病理專科醫師如欲一窺法醫病理專科醫師堂奧，則非歷練數百具以上之屍體解剖不為功；換言之，有資格勝任屍體解剖及死因鑑定工作者實僅法醫病理專科醫師耳。至現階段（指民國101年12月28日前，詳情後述）公務機關編制內法醫師之進用，只要具備相關任用資格之現職醫師即可充之。

茲值關注者，刑事訴訟法「解剖」一詞，究係指單純之大體解剖（Anatomy），抑或具死因鑑定意涵之法醫解剖（Autopsy），尚乏明文，唯自實務言，似應以後者解釋為妥；蓋解剖屍體既已是偵查犯罪之過程，則其目的自係探明死因，追蹤

真相。以此觀之，刑事訴訟法似有因應法醫師法之施行而做配合修正之必要。

解剖屍體、鑑定死因既僅法醫病理專科醫師有能力勝任，則說明國內此方面之專業詳情自屬重要，如前所述，全國各檢察機關編制內之法醫師僅有4人，而此4人中，更只有1人具法醫病理專科醫師資格。查全國每年共有約2000件之死因鑑定案件，自不可能由其1人獨攬，現行作法乃各地方法院檢察署檢驗員為屍體相驗後，如經檢察官認非解剖無法查明死因者，即以行政委託之方式，請求法務部法醫研究所指派法醫病理專科醫師支援屍體之複驗、解剖及死因鑑定工作，法務部法醫研究所計有編制內之法醫病理專科醫師4人及依據該所組織條例第10條聘任之顧問法醫師（均具法醫病理專科醫師資格）12人，共同分擔該項龐大之屍體解剖及死因鑑定業務，壓力非輕，亦屢遭結案速度不符預期之批評。

（四）現制檢討
1.死因探索之迷思
30多年前在高雄地方法院檢察署初任檢察官，第一次出外勤相驗，當時的首席檢察官（現今稱檢察長）張耀海（已歿）告誡我的一段話，彷如昨日，永誌不忘，他說：「小伙子，驗屍時，最好把衣服都剝光，看清楚！因為死人是不會講話的。」，是的，死人是不會講話的，他們不像臨床病人，會喊痛，還會告訴

醫生哪裡不舒服，而且有病歷可以參考，讓醫生能夠對症下藥。屍體無言，檢察官該如何「抽絲剝繭，辨冤白謗」？即仰賴偵查作為找出死因，抑由屍體徵候告訴你答案？就像我常對所屬之法醫病理專科醫師提出的一個問題：「死因鑑定，究係以警訊筆錄所載調查經過或屍體經解剖後之器官變化為判定基礎？」。

多年前，轟動一時的屏東南迴搞軌命案，死者是一位越南新娘，屍體經過法務部法醫研究所唯一的一位女性法醫病理專科醫師解剖鑑定後，很明確的認定被害人係因體內含有安眠藥劑意妥明（Entumin）成分，造成多重性創傷（Multiple Traumatic Injuries）致死，而承辦檢察官積極偵查後的事證卻顯示，死者係於生前被注射不明之抗凝血藥劑（Anti Coagulants），引發嚴重內出血致死，而該藥劑似與蛇毒相關；兩種截然不同的死因判讀，在當時還造成法醫師指控檢察官要求修改死因鑑定報告之風波。本文無意臧否是非，畢竟真相只有一個，將來法院的確定判決自會說明一切，但其背後所凸顯的嚴肅問題，卻值得大家正視。

2.球員裁判之迷思

刑事訴訟法採取當事人交互詰問制度以來，檢察官主導屍體相驗及解剖之進行是否妥適，在審判庭上常見各方激烈攻防，主要爭點乃法醫師雖有專業，唯在偵查程序中聽命於檢察官，無從發揮制衡力量，致檢察官提起之公訴屢遭「球員兼裁判」之譏！抑有進者，檢察官執法務部法醫研究所出具之死因鑑定報告書菭

庭論告，亦常被質疑「兩機關都是掛同一塊法務部招牌」、「根本就是官官相護」！

註：本部分以下至五、臺灣光復之法醫傳承各節，係參考蕭開平、方中民85年5月著「臺灣法醫學與病理的發展歷史回顧與展望」第39至41頁內容整理而成。

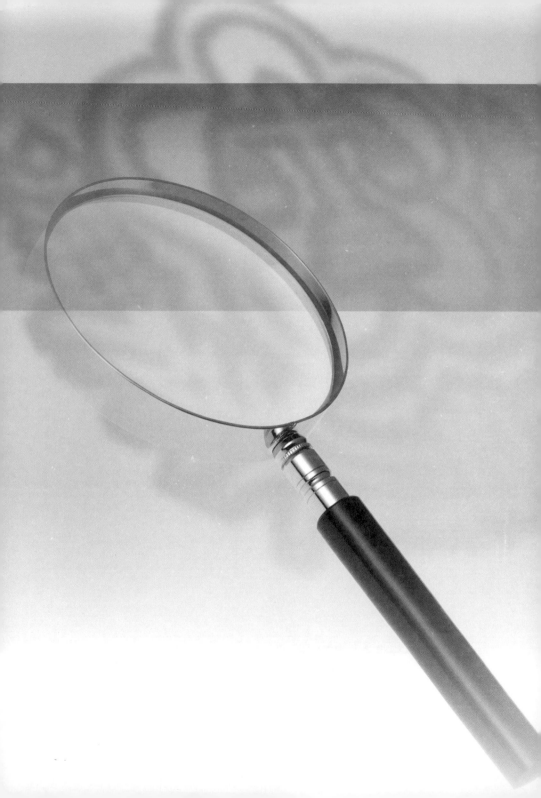

第二篇

法醫師法立法背景

壹、前言

　　法醫師是一門很不起眼的行業，鎮日與屍體為伍，最重要的能耐就是要禁得住寂寞，禁得住寂寞的前提就是對這一行要有理想、有抱負，所以說他們是真正令人敬佩的無名英雄，一點也不為過；不輕易曝光，默默幹活，其實是絕大多數法醫師的人格特質。

　　承平時期，我們看不出法醫師的重要性，但當我們意識到好像這塊領域出問題的時候，那絕對是大問題，以下兩件個案或許可供參考：

一、吳銘漢、葉盈蘭案

　　吳銘漢、葉盈蘭是一對夫婦，他們是何許人也？恐怕沒幾個人知道；但如果說出殺害他們的被告是報章雜誌所謂的「蘇建和三死囚」，大家就恍然大悟了罷！人權團體大聲疾呼死囚大有冤情，法律槍下留人，固有其正當性，但敲鑼打鼓的背後，卻始終乏人關注整起事件的另一面，還有那可憐的被害人夫婦及目睹血案驚嚇過度，迄今仍癱瘓在床的吳家子嗣！如此世道，寧非諷刺？吳氏夫婦命案爭執的焦點在於兇手若干？凶器幾種？這個案子在有罪（死刑或無期徒刑）、無罪、高等法院、最高法院間來來回回，二審以上的法官，不少人都輪辦過該案了，卻始終無

法確定；為此，法務部法醫研究所曾由本人召開前後11次專案會議，試圖解開前述爭點，但說來洩氣，歷次會議憑藉的資料，除了兩枚10幾20年後才開棺取出的被害人頭骨外，竟只有案發現場警方蒐證的幾張幻燈片，在這個基礎上所完成的鑑定報告，要通過審判庭上殘酷的當事人交互詰問制度之考驗，自然有其一定的難度。但如果我們回過神來，細細思索一番：假設當年這個案子兩具屍體相驗後，經過法醫病理專科醫師的解剖而鑑定出死亡原因，是不是該槍斃的人早就已經伏法？蓋頭骨刀痕如何？幾種凶器造成？只要進行解剖，要找出答案自非難事。問題來了，為何彼時未此之圖？我無意扮演事後諸葛，但藉此案例強調法醫師在人權維護上的比重，誠有必要！

二、陳義雄案

在內政部警政署刑事警察局編著之「0319總統、副總統槍擊案專案報告」一書中，對於全案究係何人所為？下了陳義雄獨自犯案的結論：「對於本案有無共犯，專案小組透過現場錄影監視器、現場證人、家屬供詞、交往狀況及槍擊現場重建等情形，推斷本案應為陳義雄一人所為，並無共犯……」（詳該報告第422頁）。至於陳義雄的死亡原因，書中亦有詳盡之描述：「陳義雄在槍擊案發生後，家人即察覺其性情大變，及至93年3月26日公布禿頭男子影像後，其仍想藉由一連串的掩飾作法逃匿追查，直至93年3月27日警方分別於上午、下午，兩次前往陳家查詢後，

讓陳義雄認為終究『紙包不住火』，因此在不想連累家人的考量下，於93年3月28日傍晚離家，以自殺結束了自己的生命……」（詳該報告第424頁）。

陳義雄的屍體係於93年3月29日上午11時許，被人發現陳屍於台南安平港11號碼頭附近蚵棚邊的水裡。屍體經檢察官相驗後，認死亡原因為「窒息、生前溺水。」，但當日晚上，家屬卻發現陳義雄留有遺書，從中知悉陳某係畏罪自殺，為避免日後麻煩及警察追查，家屬因而決定採用火化方式處理屍體。（詳該報告第420、421頁）。

319槍擊案儘管事隔多年，舉國上下仍感一團迷霧，對於上述專案報告亦始終「信者恆信，不信者恆不信。」，於此欲探討者，倘陳義雄屍體於相驗後即踐履解剖程序，搶在第一時間鞏固死因之判斷基礎，則所謂「生前落水」之論據勢將無人敢加挑戰；況生前落水抑死後落水之確認，對法醫病理專科醫師言乃舉手之勞而已。今屍體既已火化，解剖鑑定無從進行，面對諸如「陳義雄係遭殺害滅口後棄屍，安平港非第一現場」之質疑，相關單位恐已盡失提出強而有力事證加以反駁之先機。

本案警方於檢察官相驗陳義雄屍體判斷為生前意外落水死亡後，曾查證發現下列疑點：

（一）陳義雄之前網魚均穿著潛水衣、鞋，而其死亡當天係衣著整齊。且當天穿著服裝與網魚活動並不搭配。

（二）經陳義雄友人表示，「陳義雄之前曾與渠一同網魚，但不曾至該水域網魚，且該處網得的魚也不能吃，陳義雄應非至該處網魚。」

（三）經陳義雄友人表示，陳義雄水性很好，且依魚網之大小及重量，一般懂水性及會潛水之人應是不至於溺斃。

抑有進者，警方專案小組在陳義雄死亡前之93年3月27日，也就是公布黃衣禿頭男子影像翌日，即曾二度至陳義雄家中查訪（詳該報告第420、421頁），凡此似均足說明陳某之死尚有深入查究之必要，何以僅憑家屬堅持即准將屍體火化而留下無可彌補之遺憾，殊為可惜。

三、法醫學之概念

（一）法醫學之定義

法醫學（Forensic Medicine）為醫學之一分支，以基礎醫學（Basic Medicine）及臨床醫學（Clinical Medicine）為根本，研究法律上有關醫學之問題，進而闡釋法律之一門科學。

（二）法醫學之分科

1.法醫病理學（Forensic Pathology）

法醫病理學指鑑定死亡原因、時間、方式、推斷致死凶器及鑑定傷害與疾病關係之科學。

2.法醫毒物學（Forensic Toxicology）

法醫毒物學指研究毒物之性質、來源、進入途徑及作用機轉，並透過定量及定性分析，提供中毒證據之科學。

3.法醫物證學（Forensic Physical Evidence Science）

法醫物證學指利用醫學、生物學及其他自然科學知識與技術鑑定附著於人體或器官之物證如精液、陰毛、指紋等之科學。

4.法醫牙科學（Forensic Odontology）

法醫牙科學指應用牙齒特徵，如根管之有無封閉以鑑定年齡，或依牙齒損傷及修復狀況，輔以病歷等資料進行個人識別（Personal Identification）之科學。

5.法醫人類學（Forensic Anthropology）

法醫人類學指利用人體骨骼檢驗，鑑定非完整屍體特徵如身高、性別、年齡、種族等之科學。

6.臨床法醫學（Clinical Forensic Medicine）

臨床法醫學指應用醫學知識，鑑定與法律案件相關之活體傷殘及生理、病理等問題或進行親子鑑定之科學。

7.法醫精神學（Forensic Psychiatry）

法醫精神學指鑑定被告犯罪行為是否於正常之精神狀態下所為，以判定法律責任歸屬之科學。

（三）法醫學之任務

法醫學之任務乃指法醫師經由法醫學檢驗（Forensic Inspection And Examination）及鑑定（Authentication），藉以發現真實、揭露犯罪（Disclose Crime），協助偵查審判之遂行。

貳、屍體解剖率與人權指標

由上述兩件案例,我們可以很清楚的理解,如果吳銘漢、葉盈蘭及陳義雄屍體都經過解剖及死因鑑定,則不管對於死者、被告或死者家屬,均能藉由還原真相而達到「抽絲剖繭,辨冤白謗」之目的,同時也可彰顯司法對人權之保障。

所謂屍體解剖率,乃以全國當年度之屍體相驗總件數為分母,相驗後踐行解剖之總件數為分子所求得之商數,換算成百分比言。符合人權指標之理想解剖率約50%,美國佛羅里達州甚至曾高達6成以上;我國近5年來之屍體解剖率如下表所示(註):

年度	93	94	95	96	97
全國死亡人數	135,092	139,398	135,839	141,111	143,624
全國地檢署相驗案件數	17,358	18,808	18,472	17,779	17,974
解剖案件數	1,803	1,921	1,880	1,925	2,096
全國相驗率	12.85%	13.49%	13.60%	12.60%	12.51%
解剖率	10.39%	10.21%	10.18%	10.83%	11.66%

　　以97年解剖率為例，11.66％乃歷年來新高，但距離先進國家如日本之30％～40％，美國之40％～50％，香港之50％～60％，仍有相當大之進步空間；唯如前述，國內具屍體解剖及死因鑑定專業之法醫病理專科醫師，包括法醫研究所編制內、編制外員額及若干個體戶，總數不會超過20人，其等共同分擔每年約2000件個案，負荷實已趨飽和。

　　屍體解剖率偏低之另一原因，乃法醫師無擁有如外國立法例之屍體管轄權。我國現制，屍體相驗及解剖工作進行，悉由檢察官指揮，法醫師根本沒有作主餘地，加上民間「死者為大，全屍入土」之觀念根深蒂固，益使解剖淪為「非常態」手段，實務上常見屍體相驗後，僅因民事已成立和解，檢察官即尊重死者家屬息事寧人之要求，發還屍體未付解剖，詎若干年後糾紛再起，終至開棺續查死因之案例。

註：參考法務部法醫研究所97年度法醫鑑驗業務統計年報第16頁。

參、法醫師員額不足之原因

法醫師員額不足之原因最主要者，在於法醫師這門行業沒有吸引力，沒有吸引力最重要的理由就是待遇太低，此之太低，指的是與開業醫師比較而言；另外如工作環境、職場印象等亦連帶影響從事之意願。茲分述如下：

一、待遇菲薄

除公務機關編制外之特約、榮譽、顧問法醫師外，公務機關編制內之法醫師均屬公務人員，既係公務人員，則其薪資結構自有一定上限，無法與民間企業或開業醫師之酬勞相提並論。法醫師之待遇儘管在公務人員體系中已屬高所得階層，唯與開業醫師之收入究有相當差距，因此一般醫學系畢業學生，對於投入法醫師行列，根本毫無意願。

二、工作環境

法醫師鎮日與屍體為伍，其工作場所離不開殯儀館及解剖室，與常人大不相同。雖說死者為大，但國內各地殯儀館附設之屍體相驗室及解剖室，大多設備不齊，看不出對往生者一定之尊重，對法醫師之專業言，更顯不甚搭調。目前除法務部法醫研究所北區解剖室，業經財團法人工業技術研究院鑑定達國際級P2以

上標準外，餘均尚待大力改善。

三、職場印象

在國外，尤其是美國，法醫師地位何等尊崇，有醫師中的醫師（The Doctor of Doctor）美譽。反觀國內，由於法律規範不夠明確，只要具備醫師資格即可充任法醫師，殊不知一位足堪大用之法醫師斷非尋常之陽春醫師可比，其至少應有病理專科醫師之素養方可勝任。長期以來國人對法醫這塊領域一向陌生，加上觀念之混淆，遂造成「二流醫生才去當法醫」之錯覺。

四、出庭作證

刑事訴訟法改採當事人交互詰問制度後，法醫師出具之死因鑑定報告書常常要面臨被告或辯方律師之挑戰，出庭作證之機會隨之大增，對於法醫師形成莫大之壓力，尤其在審判庭上如果不諳訴訟技巧，進退失據之尷尬場面即難避免，不少法醫師因此視上法院作證為畏途，連帶影響從事法醫師業務之意願。

肆、法醫師法立法理由

　　行政院於94年3月7日，以院臺規字第0940082802號函送請立法院審議之法醫師法草案總說明中，對於該法之立法理由有完整之論述，摘錄如下：

　　我國因受社會及文化背景影響，法醫業務長期受到忽視，對於人權之保障較難著力，雖隨著國際刑事鑑識科學之發展及國內司法鑑定之需求日殷，法醫科學逐年進步，法醫師之重要性與日俱增，唯其人數仍極度欠缺，歸究其原因乃在於現行制度及薪資結構，無法吸引優秀人才從事法醫業務。

　　過去我國並無完整法醫師制度，刑事訴訟法關於檢驗、解剖屍體工作，分別由醫師、檢驗員執行，雖各有其職司，然檢驗員之法醫學養及病理知識不若法醫師，理論上應屬輔佐、協助法醫師之性質；實際上卻因固有觀念、社會地位及薪資欠缺誘因下，無法吸引醫師投入法醫工作，使得案件初始之檢驗屍體工作多由檢驗員為之。為解決法醫師人力問題，法務部曾採取多項培育計畫，首先自83年起與陽明大學、成功大學醫學院合作，以公費補助，遴選優秀學生施以法醫病理培訓，學成後投身於法醫師職務，其結果公費生於取得醫師資格後，即拒絕履行法醫義務，寧願選擇賠款方式結案，導致法醫師培訓計畫反而成為晉身醫師資格之跳板，終宣告失敗。其次，為解決檢察機關法醫人力不足問

題，自84年起以司法特考方式，擴大招考法醫師及檢驗員，結果法醫師應考相當有限，缺額仍無法補足；至於檢驗員則在連續5年增員下，錄取20餘人，暫時解決人力不足之窘境，總計至93年6月底止，各地方法院檢察署之法醫師僅5名（預算員額為20人）、檢驗員35人（預算員額為36人），因此現行百分之90以上之屍體檢驗實際上係由檢驗員執行，解剖屍體方由法醫師及外聘之顧問或榮譽法醫師為之，死因鑑定則由法務部法醫研究所委請顧問醫師負責。

近年來，由於屍體檢驗造成之案件爭議，屢有所聞，民怨由此而生，甚或因部分個案過程有欠週延，案件疑點無法適時釐清，而經披露、渲染結果，導致外界對司法公信及政府人權保障政策之質疑，為長久計，非建立完整法醫師制度不為功。歸究法醫師培育困難之因，實係薪資結構無法產生誘因之故。蓋目前行政機關之法醫師係依醫事人員人事條例相關規定進用，其職等經過歷年之調整，再提高之空間已屬有限；薪資方面，亦經多次調整不僅優於一般公務員，與法官、檢察官相差無幾，但仍無法與可同時領取固定薪資及高額獎勵金之醫師相比。因此，法醫師之來源，不能再仰仗醫界之人力，須另闢人才管道，建立健全制度。

經再三審慎研議，擬改採專門職業及技術人員法醫師制度（公務機關有進用需求時，再依轉任方式為之），其相關之考

試、證照、執業制度等，自成獨立體系，制度上澈底與醫師分流，藉以解決目前法醫師人才短缺之困境，進而提高檢驗、解剖屍體及法醫鑑定之品質及水準，貫徹人權之確保。

伍、法醫師法立法過程

　　法醫師法之立法過程中，最大的阻力來自於醫學界，彼等認為由不具醫師資格者出任法醫師，是一種極其荒謬、完全無法接受之制度，雖然他們亦明知國內法醫師不足之問題非常嚴重，突破困境刻不容緩。在立法院對該法案進行之審查會議中，本人曾不止一次向委員報告：「如果反對法醫師法草案的醫學界先進，此刻都自願跳進來擔任法醫師，法務部可以無條件撤回這個草案！」，這番話當然帶有玩笑性質，可是在反對的巨大聲浪下，我們看到的，依舊是个動如山的白色巨塔背影，卻也是事實。

　　法醫師法從無到有，前後歷時約4年，儘管過程萬分艱辛，總算努力沒有白費，詳細敘述如下：

一、91年4月25日

　　本日由國立臺灣大學醫學院法醫學科教授陳耀昌、方中民、郭宗禮、邱清華等合撰「建立臺灣健全之法醫師培訓和進用制度」建言書，呈送總統府人權諮詢小組，力陳法醫制度缺失，建請立法培訓進用專業法醫師人才，要旨計有（註1）：

（一）現行法醫制度缺失之分析

　　身為司法檢察系統第一線的專業法醫師異常缺額的窘狀，嚴重影響司法相驗案件之進行時效及司法判決的正確性，導致司法

正義遭到扭曲，違背憲法及相關法規保障基本人權的宗旨，早是長久以來國內司法體系運作上的難題之一。過去監察院於民國84年即具體建請法務部積極協調教育部研究在大學醫學院廣泛設立法醫學科（組），並提供法醫師進修及訓練的管道，足見社會對法醫需求之殷切。然自85年迄今，雖有87年法務部法醫研究所之成立，解決了部分法醫業務執行之窘況，但對專業法醫人才之培育，迄無具體方案及措施，以致整體效果不彰。

更進一步言之，由於法醫人才培訓和進用制度未上軌道，無法提供司法體系所需之法醫專業人才，導致目前各地檢署法醫室在原有之法醫師退休後未能有適當人才補缺，普遍出現專職法醫師大量不足，目前地檢署具醫師資格之法醫師僅約5、6人，以致出現由檢驗員代行大部分之法醫師工作的現象，自85年以來，不但未能解決，反而更形嚴重；再加上人事進用管道未能為有心擔任法醫工作者提供適當的誘因，嚴重影響司法制度運作的品質，此是絕對錯誤而有待改正的問題。專職法醫師不足的問題，可以說已經具體反映在臺灣的法醫解剖率上：臺灣的法醫解剖率一向遙遙落後，在民國86年以前大約為6～7％之間，最近幾年來在8～9％之間，距離日本的30～40％，美國的40～50％，香港的50～60％依然遙遠。而且，由檢驗員佔法醫師缺所衍生的問題反映出，要檢驗員開具只有專業法醫師才能開具的屍體相驗證明書，實務上有很大的缺失和困難。根本解決辦法是必須有計畫的

培訓專業的法醫師。此一問題在87年7月1日法務部法醫研究所成立之後,仍然未見顯著的改善,法醫研究所成立之旨意原亦希望能有專職法醫師,唯目前離理想值甚遠,絕大部分仍由其他機構之病理專科醫師兼任法醫顧問,主要原因在於法務部法醫研究所當初之設計理念和相應的組織規程仍然未能真正反映出國內法醫系統的需求。

我們要指出,專職法醫師短缺的根本原因,主要在於國內未建立法醫師專業證照系統,導致法醫地位不高,待遇偏低、缺乏進修升遷管道和缺乏成就感等幾個問題。在地位方面,法醫師與一般衛生署認證之醫師的社會地位差距甚大,是不爭的事實。例如在有關法醫人事之法院組織法第68條,法醫師之職等為委任第5職等或薦任第7職等至第9職等,最高的主任法醫師為薦任第9職等或簡任第10職等,即無法再升遷。在待遇方面,法醫師的待遇僅相當於公立醫院住院醫師之待遇,無法達到主治醫師級之待遇,因此一般醫學生畢業以後,不會願意去擔任基層法醫師,更遑論具有專科醫師資格之醫師,能屈就擔任各地方檢察署法醫室法醫之理,過去成大醫學院及陽明醫學院法醫公費生構想先後全軍覆沒之前例,即為醫學系畢業生不太可能投入法醫師系統之實證。而法醫進修及升遷管道的缺乏,則更是雪上加霜。若非對於專業法醫師角色之重要性有深刻之認知及熱忱,並且對司法體系內的法醫制度深具使命感者,亦難以從法醫師之工作中獲得充分

的成就感，應是不難想像之事。我們認為，從健全法醫培訓和進用制度做起，才足以為臺灣建立可長可久，具現代視野的法醫制度。

（二）專業法醫師人才培訓和進用制度芻議

以法醫制度比較健全的國家之實際運作經驗做為基礎，每20萬人需要一名法醫師，我們認為臺灣約需100至120名左右的專職法醫師人力，才足以提升法醫鑑定水準並支援司法制度的順暢運作。此一人力配置理想遠非目前各地檢署之實況可比，法務部法醫研究所之制度亦無從滿足此一需求。我們認為專業法醫師人才之培訓制度必須從納入大學醫學院教育體系著手，方屬根本解決之道；其次，我們認為專業法醫師證照制度必須做進一步的配合修正，方能暢通專業法醫師任用管道，提供專業法醫師專心致志奉獻於司法體系的必要誘因。

我們認為專業法醫師人才的培訓，應該納入大學醫學院教育體系之中，因為法醫專業知識日新月異，需要有多階層的訓練和教育，以提高實務上之應用，此亟需有學術背景之大學做為相關工作之後盾。至於具體有效的作法，則建議在台大醫學院設立「學士後法醫學系」，以學士後教育4年的時間，施以專業法醫師所需之基礎教育和專業訓練，畢業後直接成為各地檢署法醫室所需之專業法醫師基本人才庫。

學士後法醫學教育的設計，具有幾項優勢。首先，招收已經

完成大學相關科系基礎教育之學生或目前之檢驗員進入法醫師培訓系統,可以針對學習動機和目標比較明確、對於法醫制度之社會責任有所體認之學生施以教育;而且,藉由學士後法醫學教育的體制和目前一般醫學系教育做澈底之分流,不但可以針對專業法醫師所需之基礎教育和專業訓練特別設計課程,不受一般醫學系教育之牽制,亦可鼓勵接受學士後法醫學教育的學生專心致力於法醫學之學習過程,避免重蹈過去成大及陽明醫學系法醫公費生失敗之覆轍。此一制度一則可建立適合我國國情的法醫師培育制度,提昇法醫學術教學研究的風氣;再則亦能培育出符合現代司法制度需求的法醫師,提昇法醫工作的品質,成為司法正義的尖兵和學術研究的先鋒。

二、91年10月14日

上開建言書送抵總統府人權諮詢小組後,由小組委員蘇友辰於91年5月29日提案,經第14次全體委員會議決議提出諮詢意見,由總統批交行政院人權保障推動小組研究,經該小組於91年10月14日召開第7次委員會議決定立法,行政院旋轉交法務部責由該部所屬法醫研究所草擬法案內容。

三、92年4月29日

法務部法醫研究所奉法務部指示研擬法醫師法草案後,即成立「法務部法醫研究所法醫師法草案推動小組」,由所長兼召集

人，敦聘方中民、陳耀昌、邱清華、郭宗禮、石台平、李偉華、柯麗鈴、余麗貞為委員，歷經半年餘之集思廣益，終在92年4月29日完成草案陳送法務部審議。

四、94年3月7日

法務部由常務次長顏大和負責研擬該法案，費時年餘，廣邀各界及各機關提供意見綜整後始送請行政院審議，行政院由政務委員許志雄擔綱，召集相關部會經過近年之討論，終於94年3月7日完成法醫師法共7章52條之草案函請立法院審議。

五、94年12月28日

法醫師法草案在立法院審議期間，各界質疑聲音始終不斷，經過無數次之朝野協商、審查及公聽會議，終在同年底三讀通過該法案，由總統於94年12月28日公布全文共53條。關於各界質疑之要點，整理如下：

（一）醫學界（註2）

94年1月18日，現職法醫師石台平、吳木榮、蔡崇弘、羅隆仁、劉景勳、胡璟、羅澤華、王約翰、潘志信、賴義雄等連署，結合全國醫師公會聯合會及全國牙醫師公會聯合會，共同發表「反對法醫師與醫師分流，切莫草率通過官方版法醫師法」之聲明，主要訴求為：「法醫師法是關乎司法品質、人權保障的重

大法案，檢視官方版條文，不但設計有違世界潮流，體例不合法理，條文更有許多窒礙難行之處，實在不應在未經廣納社會各界建言之前，即倉促立法通過。在臺灣司法迷信自白，不依證據科學辦案的環境下，法醫發現真實的功能，從來不被重視，最後尚且發生劣幣驅逐良幣的情況，導致揭發法醫界黑幕重重，冤案誤判不斷發生。不過，檢討外科醫師不足問題時，要改革的是健保給付制度，而不是短期訓練一群不具醫師資格的人來做外科手術。但是，法務部提出的官方版法醫師法卻是違反常識、違反世界潮流，要訓練不具醫師資格的人來從事法醫師工作。試問，法醫鑑定工作連專科醫師都不見得能夠從事，更何況不具醫師資格的人呢？日前官方版法醫師法是標準的官僚產物，將扼殺臺灣法醫的發展，切莫倉促通過」。另石台平更於同年1月16日以「法醫師法將貽害百年」為題，撰文批評，全文如下：

在法醫總把子方中民教授的默許及鼓勵之下，法醫界的超級熱心義工：陳耀昌醫師（台大血液腫瘤科、執政黨國代）、邱清華教授（台大公共衛生系所、下一屆監察委員）及王崇儀主任檢察官（法務部法醫研究所代理所長）等人，在黨、政、學界分進合擊，全力全速推出「法醫師法草案」，是因為有心人早就買好了「期末包裹三讀專車」的票子。倉卒立法極可能重蹈「真調會條例」覆轍，屆時，責任請立法委員扛，苦果由全民共嚐，臺灣一定得如此嗎？！

「360行，行行出狀元」是人人都能琅琅上口的勵志話語。立法院司法委員會日前初審通過的「法醫師法草案」為臺灣創造了第361行－法醫師，這些人是「不是醫師的法醫師」，簡言之，「將法醫師與醫師澈底分流」的結果，將來臺灣的法醫都不再是醫生出身。所幸這種貽害百年的制度，不是我們臺灣的原創，而是引進對岸大陸1983年10月26日於太原晉祠召開的法醫專業教育座談會的決議。令人不解的是，這個與世界法醫學理及潮流相悖的制度，全世界只有對岸在用，我們臺灣為什麼要拿來立法？

臺灣法醫界長久的問題，不是「用人問題」而是「留不住人」，不是「薪水太低」而是「人財兩失」，所以在用人問題上立法是緣木求魚。臺灣的法醫問題已病入膏肓，絕非一般性的行政或司法難題，應該謀求「以非常手段來解決非常問題」。

本人懇切呼籲本屆立法委員高抬貴手，將「法醫師法草案」交付黨團協商，務請給法醫界再討論的時間，相信這是一件各位委員送給臺灣民眾很好的畢業紀念品。

（二）律師界（註3）

「法醫師法」內容規劃多有欠妥，尤其「法醫師與醫師分流」之設計，最為人所詬病，而以「非醫師」考取法醫師在行政機關擔任相驗及解剖工作，連續滿2年成績優良即可申請執行鑑定業務，而其鑑定事項依第13條規定含括人身、創傷、性侵害、

兒童虐待、精神法醫鑑定等9項，涉及相當屬於醫師專業領域之項目。由於法醫師非醫師出身，又非專攻，僅有2年多的相驗、解剖經驗即可執行上開專業鑑定，而一般專業醫師似不能受任此種專業鑑定，豈非本末倒置？尤其是欠缺有力誘因，由一般醫師考取轉任法醫師稀少之情況下，若由非醫師所產生的法醫師負責審查專科醫師醫事問題，將形成外行審內行之怪異現象，其審查品質及水準將無法形成折服性的判斷，如有錯誤或不公正之情形發生，將影響司法判決的正確性及公信力，甚至發生侵害人權問題。

（三）民間司改會

1.法醫師獨立性問題（中立性身分建立）

（1）第12條：本條有關法醫師需在行政機關任滿2年且成績優良者才能執業的規定，係屬對專門職業人員執業的不當限制，應改為培訓方式才屬恰當。

（2）第44條：本條有關行政機關法醫師之任用適用公務人員法的規定，乃嚴重破壞專門職業與技術人員法制原則，使得為保障法醫師為專業獨立身分之立法意旨完全抹滅，而民間也喪失透過市場機制選擇優秀法醫之權利，況且為配合政府員額精簡之政策，法務部應採取外聘方式而非壟斷優秀法醫留下來任用，此種技術層面的問題應可被解決。

2.專業品質問題（證據調查合理化）

為了解決重大爭議事件以及維護人民基本權利，草案中應加入「強制解剖制度」之規範，規定重大死亡事項皆需經強制解剖，以保障人權。

3.接受詰問義務（到庭陳述義務）

為配合刑訴新制實施交互詰問，以及對於鑑定內容作詳實陳述，法醫師應有出庭作證義務。

六、法醫師法自公布後1年，即95年12月28日施行

法醫師法雖於94年12月28日即由總統公布全文共53條，唯考量該法對於現制做出顛覆性之變革，為期順利推動，必須輔以相當可觀之配套程序，諸如法規命令（指法醫師法施行細則、法醫學研究所應修課程細則、法醫師申請執行鑑定業務審查辦法、法醫師執業登記執照發給及更新辦法、法醫師繼續教育實施辦法、法醫師懲戒辦法、實際執行法醫業務之醫師申請法醫師證書辦法、法務部核發法醫師證書執業執照及審查收費標準、專科法醫師分科及甄審辦法與醫學院或醫院法醫部門設置辦法等）、行政規則（指醫師牙醫師中醫師應法醫師考試修習法醫學程實習及專業訓練實施要點與檢驗報告書、解剖報告書及鑑定報告書製作之格式等）之訂定及其他行政措施如專科法醫師甄審申請書、法醫師執行鑑定業務審查申請書、法醫師執業登記、換發、補發執業

執照申請書、法醫師執業執照更新申請書、實際執行法醫業務之醫師法醫師證書申請書,請領、換發、補發專科法醫師證書申請書,請領、換發、補發法醫師證書申請書及法醫師歇業、停業申請書等製作格式統一之配合事項,均非預留相當準備期間莫辦,爰明定自法醫師法公布後1年即95年12月28日施行,以利因應。

七、法醫師法係政策性法案

綜觀法醫師法立法過程,似屬由上而下的政策指導,整部法案內容雖未克涵蓋各界提供之卓見及盡釋來自多方之存疑,但能夠踏出改革的第一步,總算不失為美事一樁。

註1:摘錄自陳耀昌、方中民、郭宗禮、邱清華91年4月25日著「建立臺灣健全之法醫師培訓和進用制度」建言書第2至9頁。

註2:立法院司法委員會94年4月編製「法醫師法草案公聽會參考資料」第25至27頁參照。

註3:立法院司法委員會94年4月編製「法醫師法草案公聽會參考資料」第15、16頁參照。

陸、法醫師法之宣導

　　法醫師法自94年12月28日完成立法程序後，鑑於該法變動現制甚劇，法務部即強力要求所屬法醫研究所應積極展開新法宣導工作。法務部法醫研究所接獲指示，旋由王崇儀所長親自出馬，奔波全國各地介紹新制內容，迄97年9月10日王所長離職前，總計進行26場次之講演與對話。其中尤與醫學界面對面之溝通最為熱烈，有獲得正面迴響者（註1），亦有屢遭質疑而爭辯不休者，對於醫學界反對之聲浪，各方之共識咸認應視新法施行成效再做務實性之評估，未料部分醫學界先進卻迫不及待於98年3、4月間即提出修法建議（註2），此舉非僅於法制作業上極為罕見，復於文中指名係法務部法醫研究所王所長透過該所法醫病理組蕭組長開平授意為之（註3），尤屬荒誕無稽。蓋新法施行伊始，若未見任何利弊得失即奢言修法，豈非自毀長城，不顧立場？

　　上開修法建議，無非仍堅持不具醫師資格者，縱取得學士後法醫學研究所碩士學位，亦僅能報考「法醫相驗師」而非「法醫師」；另專科醫師如經完成國內外法醫訓練部門1年以上之法醫專業訓練，或取得學士後法醫學研究所碩士學位，並經甄審合格者，得不經考試即可請領法醫專科醫師證書。關於此，有以下之不能已於言者：

一、不具醫師資格者，如於取得學士後法醫學研究所碩士學位

後，僅能參加「法醫相驗師」考試，則參照目前刑事訴訟法上檢驗員制度運作順暢，有無必要多此一舉，實非無疑。且不具醫師資格者與具有醫師資格者，如通過相同之法醫師考試，情理上，又如何論述前者無法勝任法醫師之專業工作？蓋考試及格，僅係取材之初步篩選要件，重點在於後續之實務訓練及自我之努力精進，如未見任何理由遽謂不具醫師資格者縱經過學士後法醫學研究所之養成教育，亦僅能參加「法醫相驗師」考試，恐難避免本位主義之譏。

二、專科醫師縱經一定法醫專業訓練或取得學士後法醫學研究所碩士學位，並經甄審合格，其距離法醫病理專科醫師應有之專業素養尚屬遙遠，尤其實務經驗之培育非解剖丫百具屍體兼完成死因鑑定不為功，實不知其可不經考試即能請領法醫專科醫師證書之論述根據何在？況如認具專科醫師資格者經一定法醫專業訓練或經法醫學研究所畢業，則具備一定水準以上之法醫學專業素養，則參加相關法醫師考試必能輕易一舉中的，益發凸顯國家以試取材之公正性，何樂不為？

三、法醫師法採醫師與法醫師澈底分流制度，係因應我國特有之法醫師領域及法醫學環境而設計，其施行成效及利弊得失，非經歷相當之期限不易觀察，乃當然之理。如於新法推動伊始即貿然言修，其與兒戲何異？

另值一提者，乃自96年起專門職業及技術人員高等考試法醫

師考試，已將法醫師法內容列入「法醫法規、倫理與公共衛生」科目之試題範圍，以96年為例，共有3則命題，每題各佔10分（總分100分），比重非輕，足見新法規範已受重視，該3則命題如下：

一、試說明「法醫師法」立法的時代意義，並闡述其立法的宗旨。

二、試說明如何才能成為合法的執業法醫師，並說明取得該項資格之流程。

三、試比較「法醫師倫理」與「醫師倫理」二者之精神內涵該有何差異之處？

註1：參考附錄13王宏育醫師發表於臺灣醫界雜誌2008年第51卷第4期第13至14頁「我所認識的『法醫師法』－聽法務部法醫研究所王崇儀所長演講有感」一文。

註2：參考洪政武醫師發表於臺灣醫界雜誌2009年第52卷第5期第10至12頁「臺灣醫界對法醫師法立法之疑慮」一文。

註3：參考上文第10頁結語後段。

第三篇

法醫師法重要內容

壹、總則

一、法醫師法之立法目的（法醫師法第1條）

法醫師法之立法目的係為健全法醫師制度，提昇鑑驗水準、落實人權保障、維護社會正義及促進民主法治。

法醫科學之鑑定工作以法醫病理解剖為主體，並包括分子生物（如DNA）及毒物化學分析，目的在於透過法醫病理專科醫師之綜合研判，分析死亡方式及死亡原因，並探討直接、間接之死亡機轉，提供檢警及司法機關犯罪證據以為案件偵查審判之參考。

本條文所稱之提昇鑑驗水準，自指上開法醫科學鑑定內涵之水準全面提昇而言。

二、法醫師法之主管機關（法醫師法第2條）

關於法醫師法究應以何者為主管機關，在立法過程中曾經過一番討論，有謂應歸行政院衛生署負責，亦有認應屬法務部主導，最後決議由法務部為主管機關。蓋法醫師之職務及業務範圍雖涉及醫學專業，惟既屬偵查犯罪之一環，自應以刑事訴訟實務為功能之考量。

法務部雖係法醫師法之主管機關，但關於該法暨其法規命

令所規定之相關行政事務，不涉權限移轉者，曾於96年2月14日以法檢字第0960800596號函，指示法務部法醫研究所先行處理後，再轉由該部核定，以符法制規定及統一事權。

三、法醫師資格取得之條件（法醫師法第3條）

法醫師法係採專門職業及技術人員之證照制度，凡是中華民國人民經法醫師考試及格，並經主管機關法務部核發證書者，即可充任法醫師。

四、法醫師考試應考資格（法醫師法第4條）

法醫師法最具顛覆性之改革，即採取法醫師與醫師澈底分流之制度。簡言之，即不具醫師資格者如已取得法醫師資格，除非通過醫師考試，別無任何途徑（如檢覈等）可轉任醫師，期能使之專心致力法醫師領域工作。反之，具有醫師資格者如欲擔任法醫師，亦須經法醫師考試及格始可充任，非如舊制之可隨意轉任。至法醫師考試應考資格，可分下列兩端：

（一）不具醫師資格者

1. 須為公立或立案之私立大學、獨立學院或符合教育部採認規定之國外大學、獨立學院法醫學研究所畢業。即本法採「學士後法醫學教育」之設計，藉此體制與目前一般醫學系教育做澈底之分流，避免重蹈過去成大

及陽明醫學系法醫師公費生失敗之覆轍。

2.須經實習期滿成績及格，領有畢業證書。

3.上開法醫學研究所應修課程，另以細則定之。

根據法務部訂定之「法醫學研究所應修課程細則」（註1）中規定，法醫學研究所應修課程學分數為170，其中基礎醫學及臨床醫學各55學分，法醫學60學分，碩士論文雖不計學分，但應經碩士學位考試委員會考試通過，足見整套學士後之法醫師專業養成教育，過程並不輕鬆。

（二）具有醫師資格者

1.須為公立或立案之私立大學、獨立學院或符合教育部採認規定之國外大學、獨立學院醫學、牙醫學、中醫學系、科畢業，經醫師、牙醫師、中醫師考試及格，領有醫師、牙醫師、中醫師證書。

2.須修習法醫學程，並經法醫實習期滿成績及格。

3.須經國內外法醫部門1年以上之法醫專業訓練，領有證明文件。

上開2、3要件僅須具備其一即可。

根據法務部訂定之「醫師牙醫師中醫師應法醫師考試修習法

醫學程實習及專業訓練實施要點」（註2）規定，法醫學程應修學分數為140，其中基礎醫學及臨床醫學各55學分，法醫學30學分；另法醫實習應修學分數為30。法醫專業訓練則應包括法醫學程及法醫實習。

　　法醫師法第4條第1項第1款係專為不具醫師資格者取得法醫師考試應考資格而制定，唯實務上具有醫師資格再進入法醫學研究所深造者，亦所在多有，其等應法醫師考試資格之取得，解釋上仍應適用同條項第2款之規定較妥。（註3）

　　目前國內僅國立臺灣大學醫學院設有法醫學研究所碩士班，自93學年度開始招生。該碩士班分為甲、乙兩組，招生對象及考試項目等分述如下：

（一）甲組

1. 招生對象僅限一般生，即國內醫學系、牙醫學系、中醫學系畢業得有學士學位，且具中華民國國籍者。

2. 考試項目分筆試（法醫學、病理學、英文、內外科學、解剖學等）及口試。

（二）乙組

1. 招生對象包含一般生及在職生，一般生指國內大學或學院之醫事技術學系、公共衛生學系、藥學系、護理學系、物理治療學系、職能治療學系，或各該等同學

系畢業得有學士學位，且具中華民國國籍者。在職生指大學畢業得學士學位，且現任公職專任法醫或檢驗員，並具中華民國國籍者。

2.考試項目皆分筆試（法醫學、應用病理學、生物化學、英文、解剖學等）及口試。

3.乙組在職生可說係為各檢察機關之檢驗員量身打造而招收，除可廣納優秀人才加入法醫師領域，亦可鞭策現職檢驗員自我提昇，開拓更寬廣之視野；另法務部為鼓勵檢驗員踴躍報考學士後法醫學研究所，並提供兩年帶職帶薪進修之優惠措施，為國舉才，殊值肯定。

五、法醫師之消極資格（法醫師法第5條）

法醫師在其業務上負真實鑑定之義務，且其鑑定工作對於刑事犯罪追訴、審判及民事案件之舉證、勝負均為關鍵性因素，足以影響人民對司法之信賴，爰於該條第1項從嚴規定其消極資格：

（一）曾受一年有期徒刑以上刑之裁判確定。但因過失犯罪者，不在此限。

（二）曾犯毒品危害防制條例之罪，經裁定觀察勒戒、強制戒治或判刑確定。

（三）依法受廢止法醫師證書處分。

（四）曾任公務人員而受撤職處分，其停止任用期間尚未屆滿，
　　　或現任公務人員而受休職、停職處分，其休職、停職期間
　　　尚未屆滿。

（五）經中央衛生主管機關指定之醫療機構證明有精神障礙或其
　　　他心智缺陷，致不能勝任法醫師職務。

（六）受禁治產宣告。

　　至已充任法醫師後始發生上述之消極資格事由者，亦不宜再
放任其繼續執行業務，爰根據各款情形影響程度，於同條第2項
分別規定撤銷、廢止其法醫師資格或停止其業務之執行。

六、專科法醫師之訓練及甄審（法醫師第6條）

（一）何謂專科法醫師

　　法醫科學之鑑定工作，除前述以法醫病理解剖為主體之屍體
死因鑑定外，尚包括活體或屍體之精神、臨床、牙科、毒物、生
物及其他相關之專業鑑定內涵，其複雜精細之分工，一如醫學界
之各種專科醫師（如婦產、骨科、皮膚等）範疇，對於專業程度
之要求及講究遠非僅通過法醫師考試之陽春法醫師所可比擬，為
鼓勵彼等深入鑽研，精進其專業之發展，爰參考醫師法有關專科
醫師制度，於本條第1項規定「法醫師經完成專科法醫師訓練，

並經主管機關甄審合格者，得請領專科法醫師證書。」，至專科法醫師如何分科及甄審，依同條第2項規定，其辦法應由主管機關會同中央衛生主管機關定之。

（二）專科法醫師之分科及甄審

根據法務部會同行政院衛生署訂定之「專科法醫師分科及甄審辦法」（註4）規定，專科法醫師之分科如下：

1.病理專科法醫師。（此之病理專科法醫師與本書前所述及之法醫病理專科醫師同義）

2.精神專科法醫師。

3.臨床專科法醫師。

4.牙科專科法醫師。

5.毒物專科法醫師。

6.生物專科法醫師。

7.其他經法務部指定之專科法醫師。

專科法醫師之訓練，包括學程及實習，茲以病理專科法醫師為例，說明其內容：

1.病理專科法醫師之訓練，以4年為限，期滿並完成相關解剖案例，成績及格者，得應病理專科法醫師之甄審。

2. 前開學程及實習，學分數為80，其中解剖訓練30學分，臨床病理、分子病理訓練及參與病理解剖30例各10學分，參與法醫病理解剖60例20學分。

3. 法醫師如兼具病理專科醫師資格，且曾接受上述相關訓練者，各該學分經訓練機關（構）、學校或團體審定及格後，得酌予減免，其訓練年限得減為2年。

專科法醫師之訓練應由法務部指定具有專科法醫師訓練能力之機關（構）、學校或團體為之。以病理專科法醫師為例，目前國內具有該項訓練能力之機關，似僅以法務部法醫研究所為唯一選擇。

各專科法醫師之甄審，每年至少應辦理1次。但法務部得依實際情況增減之。法務部並得委託或委任法醫專業機關（構）、學校或團體辦理專科法醫師之甄審。

專科法醫師甄審分2試舉行，第1試為筆試，第2試為口試、測驗或實地考試；第1試未錄取者，不得應第2試。第1試成績佔60％，第2試成績佔40％，合併計算為甄審總成績。甄審總成績未滿60分者，不予合格。

茲有一問題甚值關注者，即國內目前從事屍體解剖及死因鑑定業務之法醫病理專科醫師約20人，彼等除已分別依法醫師法第47條各項款規定，領得法醫師證書外，尚多兼具病理專科醫師資

格，且曾接受前述病理專科法醫師相關訓練，符合酌予減免相關學分之規定，以彼等實務歷練專精之程度，似無於新法施行後，仍嚴格要求完成該項訓練之必要，反應從寬審定彼等學分之減免，俾早日取得新法規定之病理專科法醫師資格，儘速建立我國法醫師專業之權威。

七、名實相符之法醫師制度（法醫師法第7條）

法醫師法既以建立醫師與法醫師澈底分流制度為最大考量，名實相符之措施即有採行必要，俾免混淆，爰參考醫師法第7條之2規定體例，明定非領有法醫師、專科法醫師證書者，不得使用其名稱，除可彰顯新制之精神外，亦有利於專門職業及技術人員之管理，並保障人民權益。如有違反者，依法醫師法第38條規定，可處新台幣3萬元以上15萬元以下罰鍰。

八、請領法醫師證書之程序（法醫師法第8條）

此之法醫師，包括專科法醫師在內。其請領證書，應填具申請書及檢具資格證明文件，送請主管機關核發。

註1：參考附錄2「法醫學研究所應修課程細則」。

註2：參考附錄3「醫師牙醫師中醫師應法醫師考試修習法醫學程實習及專業訓練實施要點」。

註3：行政院於94年3月7日，以院臺規字第0940082802號函送請立法

註3：行政院於94年3月7日，以院臺規字第0940082802號函送請立法院審議之「法醫師法草案」第4條原僅規定「公立或立案之私立大學、獨立學院或符合教育部採認規定之國外大學、獨立學院法醫學研究所畢業，並經實習期滿成績及格，領有畢業證書者，得應法醫師考試。」，蓋考量法務部數年前與成功大學及陽明大學醫學院合作培育之法醫師，最後均於取得醫師資格後，以賠款了結，未曾執行過1天法醫業務，歸納其原因係法醫師待遇與醫師薪資相形之下偏低，致延攬法醫人才倍生困難。為澈底解決現況，且避免有心人士利用培育法醫師管道以取得醫師資格，應採取醫師、法醫師資格分流；其制度與現制最大之差異在於，法醫師專技考試之應考資格，不再考量是否具備醫師資格，轉而要求須經法醫學研究所之養成教育，則經考試及格充任法醫師者，除另依醫師法規定取得醫師資格者外，別無其他途徑（如檢覈等）可轉任醫師，期能專心於法醫鑑驗領域。反之，具醫師資格者如欲擔任法醫師，亦須經法醫學研究所之養成教育並通過法醫師考試，非如現制之可任意轉任，如此方能解決法醫師員額不足之危機。

唯該條文於立法院審議時，立法委員強烈主張具有醫師資格者，如欲參加法醫師考試，其應考資格不應與未具醫師資格者相提並論，復要求未具醫師資格者就讀之公私立或國內外法醫學研究所，其應修課程，另以細則定之，以確保專業養成教育品質。此乃法醫師法第4條第1項第2款及第2項立法之原委，故具有醫師資格者如欲參加法醫師考試，其應考資格自應適用法醫師法第4條第1項第2款之規定。

另立法院第6屆第2會期第13次會議制定法醫師法時，曾通過2項附帶決議，其中第1項為「法醫學研究所課程，除醫師臨床實習課程外，應包含所有醫學系基礎醫學及臨床醫學之全部科目及其必要學分。」（立法院94年12月23日台立院議字第0940051079號致行政院函參照），益足以說明法醫師法第4條第1項第1款規定之法醫師考試應考資格，原係為不具醫師資格之應考者而設計。

註4：參考附錄4「專科法醫師分科及甄審辦法」。

貳、檢驗及解剖屍體

一、前言

　　如前所述，法醫師法係採專門職業及技術人員考試之制度，只要通過本法第3條之法醫師考試，經主管機關核發證書者，即得充任法醫師。換言之，法醫師法既採取證照制度，則於取得法醫師證書後，依憲法第15條「人民工作權應予保障」之意旨，本不得禁止其執行業務；唯因本法制定之目的，亦在解決全國各檢察機關法醫師員額不足之問題，如任其於充任法醫師後即可至民間執業，恐有違立法初衷，故於本法第12條特設「先公後私」條款（詳後述），即法醫師於民間執行業務前，須先赴司（軍）法或行政機關擔任一定年限之法醫師或榮譽法醫師等，始得申請執行法醫師鑑定業務。所謂「先公後私」，「公」乃指司（軍）法或行政機關負責之「檢驗及解剖屍體」業務，「私」則指法醫師在民間開業執行之「鑑定業務」，兩者不容混淆。執行鑑定業務之開業法醫師，除非另受司（軍）法或行政機關（如法務部法醫研究所）之委託（如聘任為特約法醫師或榮譽法醫師），否則不得為此之檢驗及解剖屍體。

二、法醫師在刑事訴訟法上地位之確立（法醫師法第9條）

（一）刑事訴訟法第216條第2項規定「檢驗屍體，應命醫師或檢驗員行之。」，同條第3項規定「解剖屍體，應命醫師行之。」，同法第218條第2項規定「……相驗得命檢察事務官會同法醫師、醫師或檢驗員行之。」，由前述可知，除解剖屍體僅限醫師方可為之外，檢驗或相驗屍體，檢驗員亦可參與。全刑事訴訟法第218條第2項將法醫師與醫師並列，當係考量部分醫師既已納入公務人員體系法醫師之編制，故與醫師加以區別。

為提昇法醫師鑑驗水準及落實人權保障，法醫師法特於本條確立法醫師在刑事訴訟法上之地位，即「依刑事訴訟法規定所為之檢驗或解剖屍體，非法醫師或受託執行之執業法醫師，不得為之。」，唯此顯與上開刑事訴訟法規定之醫師得檢驗、相驗、解剖屍體及檢驗員得檢驗、相驗屍體等情相互矛盾，究應如何取捨？依法理，法醫師法既係針對法醫師制度而設計，就此部分言，自係刑事訴訟法相關規定之特別法，應優先適用，但考量法醫師法究係一變動現況甚鉅之新法，如於施行後無相當期限之過渡安排，勢必嚴重影響檢察機關業務之推動，損及人民權益，故另於同法第48條、49條分別規定6年、12年之醫師及檢驗員執

行檢驗及解剖屍體業務之落日條款以兼顧實務所需。換言之，在此落日條款生效前，刑事訴訟法相關規定仍繼續適用，不受任何影響；至落日條款生效後，刑事訴訟法有無配合法醫師法檢討修正之必要，則屬另一問題。

（二）檢驗屍體與解剖屍體

檢驗屍體與解剖屍體均規定於刑事訴訟法第213條，屬勘驗所為之處分，同法第218條規定之相驗，雖亦同列勘驗範圍，唯須具備「遇有非病死或可疑為非病死」之要件，如係病死之屬於自然死亡者，尚非此之相驗對象，應由就診醫院出具死亡證明書或由相關衛生單位踐履行政相驗手續。但法院或檢察官因調查證據及犯罪情形而實施勘驗（刑事訴訟法第212條）時，對於病死者仍得為檢驗屍體之處分；法醫師法第9條雖僅規定檢驗屍體而無相驗之明文，解釋上仍應認此檢驗屍體包含相驗屍體意涵。至刑事訴訟法第213條第4款規定之「解剖屍體」處分，究以何者為其客體？解釋上自應包括「檢驗後之屍體」及「相驗後之屍體」。

三、屍體之準強制解剖（法醫師法第10條）

前曾述及，我國之刑事訴訟制度，屍體之相驗及解剖程序，屬於犯罪偵查之一環，全部由檢察官指揮主導，檢驗員或法醫師

幾無置喙餘地，致實務上曾發生對於屍體解剖後之死因鑑定，檢察官與法醫師因意見相左，各有堅持而引爆衝突之情事。法醫師法制定之初，法務部法醫研究所即有鑑於此，積極謀求改善之道，原設計係仿外國立法例，正面表列法醫師之屍體管轄權，即檢察官於相驗後，發現屍體具備法定要件，即應由法醫師介入，遂行屍體之解剖以查明死因，提昇人權之保障。唯法務部檢察司認其與現制變動過大，態度保留，最後採取折衷見解，即在列舉規定之情形下，法醫師應以書面建請檢察官對於檢驗後之屍體為解剖之處分。蓋解剖屍體乃鑑定死因之利器，正確之死因鑑定為發現真實之基礎，而我國之屍體解剖率一向偏低已如前述，此於人權保障自有不足，爰審酌實務之需及國情，明定法醫師於特定狀況下有建請檢察官為解剖屍體處分之責任。至檢察官於法醫師建請解剖後，尚握有最終決定權，唯因法醫師係應以書面為之，若檢察官仍執意不為解剖而引發爭議，則可提出該書面釐清權責。實務上，檢察官大多尊重法醫師之專業判斷，況要求法醫師應以書面建請解剖，依常情，檢察官幾無拒絕之理由，故稱此條文規定為「屍體之準強制解剖」。至屍體經檢驗後，何種情形，始有此規定之適用？分述如下：

（一）死者之配偶或直系血親請求解剖。（法醫師法第10條第1款）

直系血親包括直系血親尊親屬及卑親屬，即死者之父母及

子女均可請求解剖,又請求之對象,解釋上似應包括檢察官及法醫師。

(二)可疑為暴力犯罪致死。(法醫師法第10條第2款)

暴力犯罪,係指以強暴、脅迫等強制力加諸於人身之不法行為,其與死亡間應具有相當之因果關係。

(三)死因有危害社會公益或公共衛生之虞。(法醫師法第10條第3款)

危害社會公益或公共衛生,指對於社會上不特定多數人之生命、身體等法益或日常生活產生危害或重大不良影響言,如死因被懷疑與法定傳染病或SARS有關是。又本款僅須對死因有合理之懷疑為已足,不須達確信之程度。

(四)送達醫療院所已死亡,且死因不明。(法醫師法第10條第4款)

此款情形即俗稱之到院前死亡(Death on Arrival),唯須以死因不明為前提。

(五)於執行訊問、留置、拘提、逮捕、解送、收容、羈押、管收、保安處分、服刑等過程中死亡。(法醫師法第10條第5款)

此款係針對因法定程序而喪失人身自由期間,於各該過程

中死亡者，不問死因是否明確，均有其適用。

（六）軍人死亡，且死因不明。（法醫師法第10條第6款）

軍人指現役軍人言。實務上因曾發生多起服義務役士兵在營死亡引爆爭議案例，故特設此款，期對死因不明者，加速釐清真相。

（七）意外事件中之關鍵性死亡者。（法醫師法第10條第7款）

意外事件中之關鍵性死亡者，指有多數人同時罹難之意外事故如重大車禍或飛機失事，因死亡原因大抵相同，如擇一屍體情況較完整而具關鍵性者，予以解剖追查死因，可達事半功倍之效。

（八）未經認領顯可疑為死因不明之屍體。（法醫師法第10條第8款）

未經認領之屍體係指無家屬出面配合司法調查程序之無名屍體言。唯須該屍體於客觀上容易察覺，而足以懷疑死因不明者始有其適用。

（九）其他非解剖無法查明死因。（法醫師法第10條第9款）

此款係賦予法醫師較大之裁量空間，俾免掛一漏萬，影響死因之鑑定及真相之調查。

檢察官如於檢驗屍體後發現上述各款情形，即主動指揮法醫

師解剖，此時自無法醫師再以書面建請解剖之問題，必也檢察官於各該情形無意解剖，法醫師始有依法提供專業判斷之義務。

本條文規定自95年12月28日施行以來，屍體解剖件數逐年增加，在人權指標之意義上，已略見成效。此由法務部法醫研究所編印之97年度法醫鑑驗業務統計年報第16頁資料可知：95年全國地檢署相驗案件數為18,472，解剖案件數為1,880，解剖率為10.18％，96年全國地檢署相驗案件數為17,779，解剖案件數為1,925，解剖率提昇為10.83％，97年全國地檢署相驗案件數為17,974，解剖案件數為2,096，解剖率一舉衝破11％，成長至11.66％，足見新制確已發揮其功能。

四、報告書製作之義務（法醫師法第11條）

法醫師於執行檢驗、解剖屍體及鑑定死因之業務後，應就其內容及結果製作相關文書，以便查考引據，並確保鑑驗所得不致散佚、失真；至相關文書之格式，為求統一，則授權主管機關定之。分述如下：

（一）檢驗報告書

法醫師檢驗屍體後，應製作檢驗報告書。此報告書內容，除死者基本資料外，尚應包括：

 1.**一般勘驗**：指所附衣服狀況、屍體體形、屍體特徵、營養狀況、僵直及屍斑狀態等。

2.局部勘驗：此部分計有頭面頸部、口腔部、胸腹部、背腰臀四肢部、泌尿生殖部及其他部分等。

3.論斷：此部分應詳載生前狀況及疾病史、直接死因、先行原因、推定傷害方法、死亡方式、驗屍處所及驗屍時間等。

（二）解剖報告書

　　法醫師解剖屍體後，應製作解剖報告書。此報告書內容，除死者基本資料外，尚應包括：

1.案情概述：即敘明客觀案情、可能疑點及待釐清事項等。

2.解剖研判經過：此部分應詳載醫療證據、外傷證據、肉眼觀察及人身鑑別、解剖觀察結果及其他等。

3.解剖結果：即綜整解剖研判後，敘明屍體解剖所得之結果。

（三）鑑定報告書

　　法醫師鑑定死因後，應製作鑑定報告書。此報告書內容，除死者基本資料外，尚應包括：

1.鑑定報告資料：即屍體、解剖後之代表性組織及檢體、相關卷證、病歷、參考資料及解剖報告書等。

2.**死因鑑定事項**：此部分應詳載死因、死亡方式及其他。

3.**案情概述**：即敘明客觀案情、可能疑點及待釐清事項等。

4.**解剖研判經過**：此部分同上述之解剖研判經過。

5.**鑑定研判經過**：此部分應詳載顯微鏡觀察結果、毒物化學檢驗、人身鑑別（如DNA型別、牙齒）及其他等。

6.**死亡經過研判**：此部分應詳載死亡經過與死因之關連性、死亡之機轉、直接死因、間接死因、導因、死因鏈及死亡方式之研判等。

7.**鑑定結果**：即綜整死亡經過研判後，敘明死亡原因。

上開各種報告書於製作完成後，均應由法醫師親自簽名，以示負責。鑑定報告書並於第1頁附有具結文字例稿，供法醫師以鑑定人身分簽名具結，提醒其應為公正誠實之鑑定。

參、執業

一、前言

　　法醫師法制定之目的，旨在解決各檢察機關法醫師員額不足之問題，如任其於取得法醫師資格後，即准許至民間執業，恐有違立法初衷，故特於法醫師法第12條設「先公後私」條款。即法醫師在開業之前，須先赴司（軍）法或行政機關擔任一定年限之法醫師或榮譽法醫師等，始得申請執行法醫師鑑定業務。

　　所謂「先公後私」，「公」乃指司（軍）法或行政機關，「私」則指民間。必也先於國家公務機關貢獻所學一定期間，即執行檢驗及解剖屍體業務相當時日後，始得申請並由主管機關經過審查，准許其至民間開業，執行鑑定業務。

二、未具醫師資格領有法醫師證書申請執業（法醫師法第12條第1項）

（一）在司（軍）法或行政機關擔任法醫師職務之法令依據為「聘用人員聘用條例」或「公務人員任用法」，前者適用於未具公務人員任用資格者，後者則反之。

（二）擔任法醫師職務應連續滿2年，即服務期間年資不得中斷，否則重新起算。

（三）擔任法醫師職務期間須成績優良，始得申請執行法醫師鑑定業務。

三、具有醫師資格領有法醫師證書申請執業（法醫師法第12條第2項）

（一）不須實際赴司（軍）法或行政機關擔任法醫師，僅須受聘為該等國家公務機關之特約法醫師或榮譽法醫師即可。

（二）擔任特約法醫師或榮譽法醫師職務應連續滿2年，即服務期間年資不得中斷，否則重新起算。

（三）擔任特約法醫師或榮譽法醫師期間須成績優良，始得申請執行法醫師鑑定業務。

四、法醫師申請執行鑑定業務審查辦法（法醫師法第12條第3項）

（一）本辦法係法務部依據法律授權所訂定。（註1）

（二）法務部設審查小組審查法醫師執業之申請。

（三）審查小組置委員13人，其中8人為當然委員，由法務部部長指派次長1人（當然委員）為召集人，另5人為法務部遴聘之法醫學學者或專家。

（四）審查期間不得逾4個月，審查結果應以書面通知申請人。

　　法醫師法第12條係參考會計師法第9條第2項及建築師法第7條體例而規定，除著眼於各檢察機關法醫師員額不足之問題，亦有確保法醫師至民間執業品質之考量，俾加強民眾對法醫鑑定制度之信賴，提昇我國整體法醫鑑識水準。

五、法醫師之執業項目（法醫師法第13條第1項）

　　法醫師必也完成專科法醫師訓練，並經甄審合格者，始取得專科法醫師資格，此為法醫師法第6條第1項所明定。專科法醫師之法醫學專業素養與一般法醫師所具備者，自不可同日而語，此二者之執業項目分別規定故也。一般法醫師僅能從事專業性較單純之人身法醫鑑定及創傷法醫鑑定業務。前者如身體特徵，後者如鬥毆傷勢鑑定等。

六、專科法醫師之執業項目（法醫師法第13條第2項）

　　專科法醫師計分病理、精神、臨床、牙科、毒物、生物及其他經指定之專科法醫師等，已如前述（法醫師法第6條第2項）。故其執業項目亦依專業之程度區分為性侵害、兒童虐待、懷孕、流產、牙科、精神、親子血緣及其他經主管機關指定之法醫鑑定等。蓋法醫師係醫學與法學之跨科技整合專家，其業務為「鑑定」而非「醫療」，即法醫師本其專業學養及技術，除可接受司法機關委託執行刑事訴訟法規定之檢驗或解剖屍體外，亦可於民間執業，對於自然人身體或精神狀態等進行鑑定及綜合判斷，以

資做為訴訟之證據。

法醫師法第13條既對於法醫師之執業項目已做明確規範,唯醫學界曾嚴重質疑此無異剝奪醫師執行相關醫療鑑定業務之權益;實則法醫師或醫師執行其鑑定業務各有其法律依據,法醫師固遵循法醫師法規定行事,醫師自亦有醫師法及醫療法等為後盾,兩者均係從事依法令或業務上之正當行為(刑法第21條第1項及第22條參照),本無觸法或相互衝突之問題,反可因執行業務內容相關,彼此產生良性競爭,無形中提高法醫鑑定之水準,蓋鑑定品質係由供需市場定其高下,而高下之判,則係由審酌訴訟證據證明力之司法機關透過當事人交互詰問制度做出結論,法醫師與醫師面對此嚴格之挑戰,唯有各自努力,精益求精,始能通過考驗,免遭淘汰。

七、法醫師執業(法醫師法第14條第1、3項)

法醫師應向主管機關申請執業登記,領有執業執照,始得執業。(法醫師法第14條第1項),易言之,領有執業執照,係法醫師執業之必要條件。如有違反,依法醫師法第39條規定,可處新台幣2萬元以上10萬元以下罰鍰,並令限期改善;屆期未改善者,按次連續處罰。

至執業執照之發給、換發、補發與更新等辦法,由主管機關定之。(法醫師法第14條第3項)

　　根據法務部訂定之「法醫師執業登記執照發給及更新辦法」（註2）規定，法醫師執業執照自發照日起，有效期間為6年。執業執照滅失或遺失者，應申請補發；損壞者，應申請換發。如係依法醫師法第12條第3項經審查許可執行鑑定業務者，於申請執業登記及執業執照時，並應檢具審查許可之證明文件。

八、法醫師執業之繼續教育（法醫師法第14條第2、4項）

　　鑑於法醫學發展日新月異，對於執業之法醫師，有促使其接受新知，以確保執業品質之必要。爰參考醫師法第8條第2項體例，規定法醫師執業，應接受繼續教育，並每6年提出完成繼續教育證明文件，辦理執業執照更新。（法醫師法第14條第2項），如有違反，依法醫師法第39條規定，可處新台幣2萬元以上10萬元以下罰鍰，並令限期改善；屆期未改善者，按次連續處罰。至其執業執照更新，應依上述之「法醫師執業登記執照發給及更新辦法」規定，檢具原法醫師執業執照（驗畢後繳回）及法醫師公會會員證明文件等向法務部申請核發。

　　至繼續教育之課程內容、積分、實施方式、完成繼續教育證明文件及其他應遵行事項之辦法，由主管機關定之。（法醫師法第14條第4項）

　　根據法務部訂定之「法醫師繼續教育實施辦法」（註3）規定，繼續教育之課程計有法醫學、法醫學倫理、法醫學相關法規

及法醫鑑定品質等。其他較重要之內容尚有：

（一）法醫師繼續教育之積分每6年不得少於180點，並不得連續2年無積分。

（二）繼續教育課程積分之審查認定，由法務部為之。法務部並得委託或委任法醫專業機關（構）、學校或團體辦理之。

（三）參加法務部、醫學校院、教學醫院、衛生主管機關或法醫相關團體舉辦之繼續教育課程，每小時積分1點；擔任授課者，每小時積分5點。

（四）參加法務部、衛生主管機關或法醫相關團體舉辦之國際法醫學術研討會，每小時積分2點；發表論文或壁報者，每篇第1作者積分3點，其他作者積分1點；擔任特別演講或教育演講者，每次積分10點。

（五）參加法務部、衛生主管機關或法醫相關團體舉辦之法醫學術研討會，每小時積分1點；發表論文或壁報者，每篇第1作者積分2點，其他作者積分1點；擔任特別演講或教育演講者，每次積分3點。

（六）參加依法醫師法第44條所設法醫部門所舉辦之法醫學術研討會、專題演講，每小時積分1點；擔任主要報告或演講者，每次積分3點。

（七）參加法醫學網路課程每次積分1點；參加法醫學雜誌通訊

課程者，每次積分2點。但超過20點者，以20點計。

（八）在法醫學教學單位講授繼續教育課程者，每小時積分2
　　　點。

（九）在國內外醫學雜誌發表有關法醫學原著論文者，每篇第1
　　　作者或通訊作者積分15點，第2作者積分5點，其他作者積
　　　分2點。

（十）前述積分之採認由法務部為之。法務部並得委託或委任法
　　　醫專業機關（構）、學校或團體辦理之。

（十一）受法務部委託或委任辦理繼續教育課程積分之審查認定
　　　　及積分採認之法醫專業機關（構）、學校或團體，應訂定
　　　　作業規章，報請法務部核定。

（十二）法務部完成積分之採認後，應發給完成繼續教育證明文
　　　　件。

　　法醫師執業之繼續教育係參考醫師法體例而制定，其主要目
的乃為維護鑑定或醫療品質。茲值關注者，醫師執業繼續教育實
施之成效如何？根據98年4月21日自由時報A9版報導，98年4月
22日就是首度更新醫師執照之最後期限，統計顯示，截至報導當
日，全國尚有5000餘名醫師未依規定更新執業執照，其中又以基
層醫療院所醫師居多。5000餘人中，繼續教育積分點數不足180
點者佔700餘人。足見醫師繼續教育規定雖然要求嚴格，但大多

數執業醫師仍於期限內完成該項教育。

　　報導中最後並引述行政院衛生署副署長陳再晉之談話：「醫學不斷在進步，有些醫師拿到執照以後就終身不進修，這對民眾很不好，繼續教育是為了提昇醫療品質。」，法醫師執業繼續教育之推動，自應以上述醫師法之施行結果為借鏡。

九、法醫師執業執照之不得發給及廢止（法醫師法第15條）

（一）法醫師執業執照之不得發給，即指法醫師執業之消極資格，有以下兩種情形：

　　1.經撤銷或廢止法醫師證書

　　　廢止法醫師證書之情形如法醫師法第40條後段、第42條後段等。

　　2.經撤銷或廢止法醫師執業執照未滿2年

　　　廢止法醫師執業執照之情形如法醫師法第40條中段、第42條前段等。

（二）法醫師執業執照之廢止

　　　法醫師不得發給執業執照之情形已如上述，如主管機關不查而誤發執業執照，或領取執業執照後始發生撤銷或廢止法醫師證書情事，此時即應廢止其執業執照。

十、法醫師執業應加入公會（法醫師法第16條）

為保障法醫師執業之權利及便利法醫師執業之管理，爰規定法醫師執業應加入法醫師公會。如有違反者，依法醫師法第39條規定，可處新台幣2萬元以上10萬元以下罰鍰，並令限期改善；屆期未改善者，按次連續處罰。

法醫師執業加入法醫師公會，係保障其工作權之一環，爰規定法醫師公會不得拒絕有法醫師資格者入會。違者亦可依前述之法醫師法第39條規定為相同之處罰。

十一、法醫師歇業、停業、復業及死亡時應有之作為（法醫師法第17條）

（一）法醫師歇業或停業，應於30日內報請主管機關備查。

（二）法醫師如於歇業或停業後復業，則應準用法醫師法第14條以下關於執業之規定辦理必要手續。

　　　以上2者如有違反，依法醫師法第39條規定，可處新台幣2萬元以上10萬元以下罰鍰，並令限期改善；屆期未改善者，按次連續處罰。

（三）法醫師死亡者，主管機關應逕予註銷其執業執照。

十二、法醫師應親自執行業務，不得假手他人。（法醫師法第18條）

　　法醫師執行鑑定業務，與人權之保障息息相關，主管機關自應常加稽考，爰規定其應親自執行業務，並製作紀錄，載明執業內容。如有違反或將法醫師證書、專科法醫師證書租借他人使用者，依法醫師法第40條規定，可處新台幣5萬元以上25萬元以下罰鍰，併處限制執業範圍、停業處分1個月以上6個月以下或廢止其執業執照；情節重大者，並廢止其法醫師證書。至執業紀錄除應親自簽名或蓋章外，並應保存20年。如有違反，依法醫師法第41條規定，可處新台幣2萬元以上10萬元以下罰鍰。

註1：參考附錄5「法醫師申請執行鑑定業務審查辦法」。

註2：參考附錄6「法醫師執業登記執照發給及更新辦法」。

註3：參考附錄7「法醫師繼續教育實施辦法」。

肆、義務

　　法醫師由於工作性質特殊，無論執行刑事訴訟法上之檢驗及解剖屍體業務，或自行開業執行鑑定業務，均對人民權利及社會正義影響甚鉅，故應有相當程度之道德及倫理典範，此關於其義務規定故也。

一、專業良知實踐之義務（法醫師法第19條）

　　本條闡明法醫師應本其法醫學專業知能，以誠實公正態度執行職務，藉以發現真相及保障司法審判品質。就文義言，本條屬訓示規定，旨在強調法醫師應以實踐專業良知為天職，並擔負各種不同面向之法律上義務。

二、真實陳述報告之義務（法醫師法第20條）

　　本條係參考醫師法第22條體例而規定，蓋法醫師之執行職務或業務，對於人民權利及社會正義影響甚鉅，其受有關機關詢問、諮詢或委託鑑定之請形乃屬常見，故法律課以不得為虛偽陳述或報告之義務。如有違反，依法醫師法第41條規定，可處新台幣2萬元以上10萬元以下罰鍰。

三、保守業務秘密之義務（法醫師法第21條）

本條係參考醫師法第23條體例而規定，對於法醫師課以保守業務秘密之義務，唯其若係接受有關機關詢問、諮詢等而為陳述或報告，則非此責難之範圍。必也無法律上之原因，任意洩漏，始構成義務之違反。此時依法醫師法第41條規定，可處新台幣2萬元以上10萬元以下罰鍰。

四、配合法律救災之義務（法醫師法第22條）

法醫師對於災害之相關事項，應遵守災害防救法之規定，配合政府採取應變措施並聽從指揮，投入災害防救工作。如有違反，可依災害防救法相關規定處罰。

五、誠信正當行為之義務（法醫師法第23條）

法醫師執行職務或業務，皆應合乎公平正義及誠信原則，不得有不合宜之行為，以免損及相關鑑驗業務之可信度及法醫師之地位，爰規定法醫師有遵守誠信原則及從事正當行為之義務。如有違反，雖無處罰明文，唯可依法醫師法第33條第1項第4款規定，由主管機關或法醫師公會移付懲戒。

六、正當方式宣傳之義務（法醫師法第24條）

法醫師執業之廣告及宣傳應力求平實、符合專業，不得為誇

大不實或不當宣傳，爰參考律師法第30條及醫療法第86條第7款體例，規定法醫師有以正當方式宣傳之義務，即不得以自己或他人名義，刊登招搖之啟事或廣告。如有違反，雖無處罰明文，唯可依法醫師法第33條第1項第4款規定，由主管機關或法醫師公會移付懲戒。

七、傳染病患防治之義務（法醫師法第25條）

本條係參考醫師法第15條體例，規定法醫師執行職務或業務，發現罹患傳染病或疑似罹患傳染病者，應依傳染病防治法相關規定辦理，如有違反，亦依同法處斷。

伍、公會

　　一般專門職業及技術人員公會之組織多採地區性及全國性逐級設立之二級制，但法醫師法施行初期，執業法醫師之人數尚屬有限，短期內應不具逐級設立之環境及條件，亦無設立地區性公會之實際需求，故僅規定全國性之法醫師公會，並明定該公會由法醫師15人以上發起組織之，並應設於中央政府所在地。（法醫師法第26條），至其他重要內容如下述：

一、倫理規範之訂定（法醫師法第29條第2項）

　　為使法醫師具有執業倫理，提昇鑑驗品質，爰參考律師法第15條第2項體例，規定法醫師公會應訂定倫理規範，送主管機關備查。

　　至「法醫師倫理」與「醫師倫理」二者之精神內涵有何差異？似可由法律之規定尋求解答，法醫師法第19條規定「法醫師應本於醫學專業知能，誠實公正態度執行職務，發現醫學真相及保障司法審判品質。」，醫師法第11條第1項前段規定「醫師非親自診察，不得施行治療、開給方劑或交付診斷書。」，第21條規定「醫師對於危急之病人，應即依其專業能力予以救治或採取必要措施，不得無故拖延。」；法醫師無論係執行刑事訴訟法規定之檢驗及解剖屍體業務或在民間開業執行法醫鑑定業務，其性

質大多與司法案件之證據認定息息相關，故其職業倫理重在「誠實公正」、「發現真相」及「保障司法」；至醫師主要之業務係進行疾病之診察及治療，保障患者之生命與健康，故其職業倫理重在醫病關係，亦即「視病如親」、「醫德廣被」，唯醫師依法執行之業務如涉及法醫學鑑定而與司法案件之證據認定相關者，則其職業倫理應與法醫師相同，自不待言。

二、章程應載明事項（法醫師法第30條）

為使法醫師公會會員知悉其權利、義務及公會相關事宜，自有明確規範公會章程應記載事項之必要，爰參考醫師法第39條體例，規定法醫師公會之章程，應載明下列事項：

（一）名稱及會所所在地。

（二）宗旨、組織任務或事業。

（三）會員之入會及出會。

（四）會員應納之會費及繳納期限。

（五）理事、監事名額、權限、任期及其選任、解任。

（六）會員大會及理事會、監事會會議之規定。

（七）會員應遵守之公約。

（八）經費及會計。

（九）章程之修改。

（十）其他處理會務之必要事項。

三、法令章程之違反（法醫師法第31條）

　　法醫師公會如有違反法律、命令乃至章程之行為，自嚴重影響會員權益，相關機關不能坐視，爰參考醫師法第40條體例，規定人民團體主管機關，對於違反法令、章程之法醫師公會，得為警告、撤銷其決議、撤免其理事、監事或限期整理之處分。此外，法醫師法之主管機關即法務部，對該公會違反法令、章程之行為，亦得為警告或撤銷其決議之處分。

四、臺灣法醫師公會（Taiwan Association of Forensic Physicians）

　　臺灣法醫師公會（Taiwan Association of Forensic Physicians，簡稱TAFP）已於97年3月3日成立，當時會員雖僅有25人，但在我國法醫師歷史上，可算是深具意義之開創性盛舉。

五、加入公會之權利（法醫師法第16條）

　　茲值注意者，法醫師法第16條第1項規定法醫師執業，應加入法醫師公會。此之法醫師，固指開業之民間法醫師言；至同條第2項所稱「法醫師公會不得拒絕有法醫師資格者入會」，則以「有法醫師資格者」為不得拒絕入會之對象，準此，在司（軍）法或行政機關執行檢驗及解剖屍體業務之法醫師解釋上自亦有加入法醫師公會之權利。

陸、獎懲

一、表揚獎勵（法醫師法第32條）

為鼓勵法醫師精進對法醫學之研究或專注於法醫學業務之發展，俾提昇法醫學之水準及促進法醫學業務之發展，爰參考醫師法第24條之1體例，規定法醫師對法醫學研究或業務發展有重大貢獻者，主管機關應予表揚或獎勵。至表揚或獎勵方式由應由上管機關斟酌，必也能彰顯加諸於貢獻之榮譽及肯定，始具有其正面之意義，切莫行禮如儀，流於形式。

二、懲戒處分

（一）移付懲戒（法醫師法第33條）

法醫師如有違法亂紀情事，主管機關或法醫師公會均有權責將其移付懲戒。至違法亂紀態樣有以下諸端：

1. 犯罪之行為，經判刑確定。但因過失犯罪者，不在此限。

2. 業務上重大或重複發生過失行為。

3. 執行業務違背法醫師倫理規範或法醫師公會章程之行為，情節重大。

4.其他業務上不正當行為。

法醫師公會移付懲戒，得經會員大會或理事、監事聯席會議之決議，對於應付懲戒之法醫師，送請法醫師懲戒委員會處理。

（二）懲戒方式（法醫師法第34條）

本條係參考律師法第44條及醫師法第25條之1體例，規定法醫師懲戒方式如下：

1.警告。

2.申誡。

3.限制執業範圍或停止執行業務2個月以上2年以下。

4.廢止執業執照。

5.廢止法醫師證書。

（三）懲戒程序（法醫師法第35條）

法醫師移付懲戒事件，由法醫師懲戒委員會處理之。

法醫師懲戒委員會應將移付懲戒事件，通知被付懲戒之法醫師，並限其於通知送達之翌日起20日內提出答辯或於指定期日到會陳述；未依限提出答辯或到會陳述者，法醫師懲戒委員會得逕行決議。

被懲戒人對於法醫師懲戒委員會之決議有不服者，得於決議書送達之翌日起20日內，向法醫師懲戒覆審委員會請求覆審。

法醫師懲戒委員會、法醫師懲戒覆審委員會之懲戒決議，應送由主管機關執行之。

（四）委員遴聘（法醫師法第36條）

1.法醫師懲戒委員會及法醫師懲戒覆審委員會之委員均不得具有民意代表身分，蓋考量其地位之超然性也。

2.委員遴聘對象涵蓋法醫學專家、法學專家、學者及社會人士等層面。

3.遴聘之委員中，法學專家、學者及社會人士之比例不得少於3分之1。

4.上開委員會之設置、組織、會議召開、懲戒與覆審處理程序、決議方式及其他應遵行事項之辦法，應由主管機關定之。（註）

三、刑事處罰（法醫師法第37條）

（一）構成要件

1.須未具法醫師資格

法醫師資格指依法醫師法第3條經考試或依同法第47條各項款規定領有法醫師證書者言。

2.須擅自執行法醫師法規定之法醫師業務

法醫師法規定之法醫師業務包括該法第9條之檢驗、

解剖屍體業務及第13條之執行鑑定業務。前者係屬司（軍）法或行政機關之公務，後者則係於民間開業之私務，擅自執行則與「無照行醫」之意義相同。茲值注意者，如具有法醫師資格之人，其於民間執業，未受司（軍）法或行政機關委託，竟擅自執行檢驗、解剖屍體業務，或於民間執業之一般法醫師，竟擅自執行專科法醫師始能從事之鑑定業務，除應依法醫師法，分別按其情節施以懲戒處分或行政罰外，均尚與此之犯罪構成要件無涉。

（二）法定本刑

觸犯本罪，可處6月以上5年以下有期徒刑，得併科新台幣30萬元以上150萬元以下罰金，其所使用之器械沒收之。

（三）但書規定

有下列情形之一者，不適用該罪處罰之規定：

1.合於法醫師法第4條規定之實習。

法醫師法第4條第1項第1、2款規定之應法醫師考試資格，均以「實習期滿成績及格」為要件之一，此之實習乃指與法醫學相關之實習言，其於過程中，勢須接觸法醫師業務之執行如檢驗、解剖屍體及法醫鑑定事項等，雖實習者未具法醫師資格，但若合於該條規定之範圍而行之，則非法醫師法第37條處罰之對象。

2.醫師、醫事檢驗師或其他專門職業及技術人員，依其專門職業法律執行業務，而涉及法醫師法所定業務。

醫師依醫師法、醫療法，醫事檢驗師依醫事檢驗師法執行業務，若涉及法醫師法所規定之法醫鑑定業務，應係本於法令或業務上之正當行為（刑法第21條第1項及第22條），故特設此排除處罰規定。

3.行政機關及學校從事鑑定之人員，依相關法律、組織法令規定執行職務或業務，而涉及法醫師法所定業務。

本款情形亦如上述，純係本於法令執行職務或屬於業務上之正當行為，如性侵害犯罪防治法及家庭暴力防治法關於醫療機關對於性侵害及家庭暴力事件所為之醫（診）療等流程，如涉及法醫師法相關之法醫鑑定業務，縱其鑑定人員未具法醫師資格，亦可免於刑責。

四、行政罰則（法醫師法第38條至第43條）

根據法醫師違反行政義務之態樣，分別課以罰鍰、限制執業範圍、停業、廢止執業執照或廢止法醫師證書等之處分，並規定由主管機關處罰之，以維持法醫師之專業形象及法醫鑑定之水準。

註：參考附錄8「法醫師懲戒辦法」。

柒、附則

一、醫院法醫部門之設置（法醫師法第44條）

本條文在原行政院送請立法院審議之法醫師法草案中並未之見，其係於立法院審議該法案過程中，有鑑於法醫部門長期不受重視及為全面提昇法醫學研究發展水準，立法委員強烈要求應增設相關規定，促使已具備相當規模之醫院擔負法醫部門建置之義務，爰明定醫學院或其附設醫院、一定規模以上之教學醫院，應設置法醫部門。至其設置辦法，應由中央衛生主管機關會同相關機關定之。

根據行政院衛生署會同法務部訂定之「醫學院或醫院法醫部門設置辦法」（註1）規定，法醫部門應提供下列服務：

（一）法醫鑑定。

（二）法醫師法第9條所定檢驗或解剖屍體。

（三）法醫諮詢。

（四）法醫教學。

另法醫部門應有專任專科法醫師1人以上，並應具備下列設施：

（一）法醫解剖室。

（二）法醫相關實驗室及認證。

本條文之增列，可謂立意良善，但該規定自95年12月28日施行以來，迄未有何醫學院或附設醫院照章行事；究其原因，似可歸責於門檻過高，如應有「專任專科法醫師1人以上」及「法醫相關認證實驗室」等，況違反設置義務，亦乏處罰明文，如欲落實執行，恐唯有透過醫院評鑑制度始能收其成效。

二、公務人員法規之適用（法醫師法第45條）

在法醫師法改採醫師、法醫師資格分流前，法醫師之任用係適用醫事人員人事條例之相關規定，新法施行後，主管機關既為法務部而非行政院衛生署，關於司（軍）法、行政機關法醫師之任用、俸給、考績、獎懲、退休、撫卹、資遣等，自應適用公務人員有關規定，以符法制。

三、改任換敘權益之確保（法醫師法第46條）

原依醫事人員人事條例任用之法醫師，於新法施行後，既已適用公務人員相關法規，則對於改任換敘相關事項自應妥善安排，以求公允，爰於本條詳列其權益之轉換與確保，至未具公務人員任用資格者，則仍適用原有關法律規定。

四、未經考試而可以取得法醫師資格之特例（法醫師法第47條）

　　法醫師法立法重點之一，即係將醫師與法醫師取材制度澈底分流。無論是否具有醫師資格，如欲擔任法醫師，除非依法醫師法第3條規定經考試及格，領得法醫師證書外，別無任何途徑。但在新法施行前，已依法定程序取得法醫師資格者，如於新法施行後，仍強求其應再經考試始能擔任法醫師，恐失事理之平或有違人民對於政府信賴之保護原則；另新法施行前，已經長期奉獻所學，負責全國每年均2000件屍體解剖及死因鑑定業務之病理專科法醫師，無一不具深厚之法醫學素養，如於新法施行後，貿然否定其法醫師身分，執意非經考試亦不能取得法醫師資格，除於事理有違外，恐亦引發法醫師領域傳承斷層之問題。未經考試而可以取得法醫師資格之例外情形計有如下數端：

（一）原經國家考試已取得法醫師資格者

　　法醫師法施行前，已經公務人員高等考試或相當之特種考試法醫師考試及格者，於新法施行後，得憑以請領法醫師證書。

（二）原經銓敘審定已取得法醫師資格者

　　法醫師法施行前，曾任法務部所屬機關（如檢察機關、法務部法醫研究所）之法醫師，經依法銓敘審定有案者，於新法施行後，得憑以請領法醫師證書。

（三）為表彰對法醫學實務有特殊貢獻者

　　具有醫師資格之人，如符合下列條件之1，得於法醫師法施行後3年內，申請取得法醫師證書：

1.經司（軍）法機關委託，於國內各公私立醫學校院或教學醫院實際執行檢驗及解剖屍體業務或法醫鑑定業務，連續5年以上。

2.經國防部或法務部所屬機關聘為法醫顧問、榮譽法醫師、兼任法醫師及特約法醫師，實際執行檢驗及解剖屍體業務或法醫鑑定業務，連續5年以上。

上開條件所謂實際執行之業務，「檢驗屍體」為不可或缺之要件，至「解剖屍體」或「法醫鑑定」，則具備其一即可；又所謂連續5年以上，則指實際執行檢驗及解剖屍體業務或法醫鑑定業務之期間須為持續進行，不得中斷言；至實際執行之案件數，雖無明文，解釋上，自應符合「實際連續執行5年以上」合理案件數之客觀經驗法則。

依上開（三）特殊貢獻規定取得法醫師證書者，均屬法醫學素養深厚之病理專科法醫師，其等既長期奉獻所學於法醫學領域，自無必要於民間執業之前，踐履法醫師法第12條所定先於司（軍）法或行政機關連續服務滿2年之必要，爰規定其等於取得法醫師證書後，即得在民間開業，執行法醫師法第13條所列之鑑定業務。至規定申請法醫師證書之期限為新法施行後3年內，旨在避免申請期限漫無限制，影響法律之安定性也。另特殊貢獻者申請法醫師證書辦法，應由主管機關定之。

根據法務部訂定之「實際執行法醫業務之醫師申請法醫師證書辦法」（註2）規定，法務部設有審查小組審查該項申請，審查小組置委員13人，由法部部長指派次長1人為召集人，並以召集人、法務部檢察司司長、臺灣高等法院檢察署檢察長、法務部法醫研究所所長、行政院衛生署醫事處處長、教育部高等教育司司長、國防部軍法司司長及內政部警政署刑事警察局局長等為當然委員，其他委員由法務部遴聘法醫學學者或專家5人為之，委員均係無給職。審查期間不得逾4個月，審查結果應以書面通知申請人，如係不予許可，並應敘明理由。

五、醫師執行檢驗及解剖屍體業務之落日條款（法醫師法第48條）

法醫師法第9條固規定，依刑事訴訟法所為之檢驗或解剖屍體，非法醫師或受託執行之執業法醫師，不得為之。唯考量法醫師之養成教育及通過考試取得資格，非短時間之內可以完成，另目前國內法醫師員額嚴重不足，各地方法院檢察署之檢驗、解剖屍體等業務仍委託本業為醫師之榮譽或顧問法醫師等為之，法醫師法施行後，如無相當期限之過渡安排，允許其等繼續從事該項業務，勢必嚴重影響檢察機關業務之推動，損及人民權益，對法醫學經驗之傳承亦有妨礙；爰規定6年緩衝期間，即自101年12月28日落日條款生效起，醫師如未具法醫師資格，即不得繼續執行

目前刑事訴訟法規定之檢驗或解剖屍體業務。至於刑事訴訟法相關規定，屆時亦宜配合檢討修正。

六、檢驗員執行檢驗屍體業務之落日條款（法醫師法第49條）

本落日條款之立法理由除上所述之過渡安排及為免影響檢察機關業務之推動外，亦考量全國現有檢驗員中有意願接受新法法醫師養成教育者全部所需之時程，為鼓勵其等均能自我提昇，再進修取得法醫師資格，原擬將緩衝期間定為30年，但未經立法委員首肯，幾經折衝，爰以9年定案，即自107年12月28日落日條款生效起，檢驗員如未取得法醫師資格，即不得繼續執行目前刑事訴訟法規定之檢驗屍體業務。至於刑事訴訟法相關規定，屆時亦宜配合檢討修正。

七、軍事檢察機關法醫業務之法律準用（法醫師法第50條）

軍事檢察機關亦有法醫官或檢驗員執行檢驗及解剖屍體之業務，除軍事審判法另有規定外，其與法醫師法相關者，如法醫師法第9條至11條、19條至25條、37條、45條至49條等，均準用之，藉以提昇軍事檢察機關之法醫鑑驗水準。另軍事審判法於上述各該落日條款生效日前，亦宜配合檢討修正。

八、使用者付費（法醫師法第51條）

主管機關依法醫師法規定核發法醫師證書或執業執照時，基於使用者付費之法理，應收取各項費用，至其標準，應由主管機關定之。

根據法務部訂定之「法務部核發法醫師證書執業執照及審查收費標準」（註3）規定，法醫師法第6條第1項、第8條、第47條第1項至第3項，應收取證書費每張新台幣（下同）1500元；法醫師法第14條第1項至第3項，應收取執業執照費每張1500元；法醫師法第12條第3項，應收取審查費每人5000元。

九、施行細則（法醫師法第52條）

法醫師法於94年12月28日公布，自95年12月28日施行，為利該法推動，爰由法務部訂定「法醫師法施行細則」（註4），規定要點如下：

（一）請領專科法醫師證書及法醫師證書之程序。

（二）上開證書滅失、遺失或損壞時之補、換發程序。

（三）法醫師歇業、停業向主管機關報備之程序。

十、施行日期（法醫師法第53條）

法醫師制度因法醫師法之公布而產生顛覆性之變革，其影響

層面既深且廣，故該法規定尚應制定多項子法，並持續推動相關措施（如新法宣導講習等）以資配合，此有賴預留相當期間使便於準備，以利因應，爰明定自公布後1年即95年12月28日起施行。

註1：參考附錄9「醫學院或醫院法醫部門設置辦法」。

註2：參考附錄10「實際執行法醫業務之醫師申請法醫師證書辦法」。

註3：參考附錄11「法務部核發法醫師證書執業執照及審查收費標準」。

註4：參考附錄12「法醫師法施行細則」。

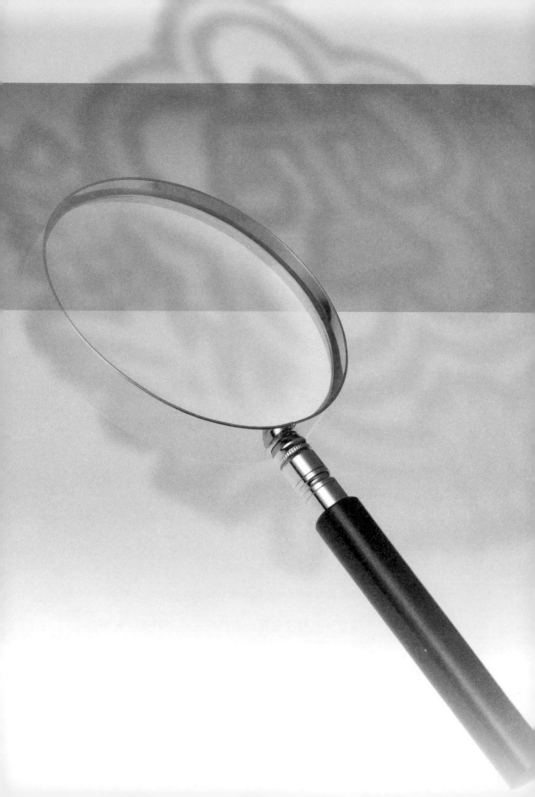

第四篇

法務部法醫研究所介紹

壹、沿革

一、法醫師主導死因鑑定之演進（註）

（一）我國遠從宋朝時代即有傳統之衙門仵作權充法醫師，負責變死者之死因調查及鑑定。

（二）滿清末年刑部開設檢驗學習班培養人才，從事死因鑑定業務。

（三）政府遷臺前，司法部分別於1932、1935年成立上海及廣東法醫研究所，陸續培養大批法醫師及檢驗員負責死因鑑定工作。

（四）國立中央大學醫學院於1943年成立法醫學科，續於1948年接受政府委託成立法醫研究所，接手死因鑑定業務。

（五）上開法醫研究所於政府遷臺後裁編，自1958年起由當時之司法行政部（現稱法務部）調查局科技中心及內政部警政署刑事警察局法醫室掌理將近30年之死因鑑定業務。

（六）嗣為因應社會環境變遷及實務所需，法務部乃於1990年即79年10月22日，依據全國治安會議之決議，委託國立臺灣大學醫學院法醫學科，以臨時任務編組方式，成立臺灣高等法院檢察署法醫中心，開始受理全國各檢察機關委

託辦理之屍體解剖及死因鑑定案件，並接受毒物化學之檢驗鑑定業務，使法醫師對於死亡方式及死亡機轉能做出最精確之判定。當時該法醫中心聘有病理專科醫師6人，法醫病理專科醫師3人，法醫毒物化學專家2人，血清證物專家1人及法醫人類學家1人，雖略具規模，唯究屬臨時任務編組性質，成員非係外聘即為借調，兼以指揮系統聊備一格，尚難結合群力發揮其應有功能，因有籌設隸屬法務部之一級獨立機關即法務部法醫研究所之倡議，故臺灣高等法院檢察署法醫中心即為法務部法醫研究所之前身。

二、法務部法醫研究所成立概述

（一）成立之理由

法醫師兼具法律與醫學之專業知識，應為法律與醫學溝通之橋樑，亦為維護社會公義、法律正義，保障人民權益之尖兵，法醫學之實際應用，係法醫師本其專業及經驗運用於法律爭議案件之科學鑑定，亦為公共衛生學中重要之一環。如有一專門機關負責統籌各項法醫資源，做出最合理之分配，必能實踐法醫師專業與法醫學研究相輔相成、良性循環之理想，落實司法人權之堅實保障，此乃法務部法醫研究所成立之最重要論述。

（二）成立之經過

82年12月3日，「法務部法醫研究所組織條例」草案經行政

院函送立法院審議，歷經3年4個月之努力推動，終於在86年4月8日經立法院三讀通過，並於4月23日由總統公布施行。法務部隨即依法展開法醫研究所之籌設工作。於86年5月30日通過「法務部法醫研究所設置方案」，成立籌設小組，於86年6月10日起至87年6月25日止，先後召開10次籌設會議，逐步推動籌設事宜。

（三）成立之時間

　　法務部法醫研究所於87年7月1日正式成立。自其成立之日起，原屬臨時編組之臺灣高等法院檢察署法醫中心一併裁撤，該中心之業務亦移由法醫研究所承接，持續辦理相關屍體解剖及死因鑑定業務。由於專業人才難覓，所長一職，初期暫由法務部指派3位次長兼代；該所雖分別於87年7月、88年10月、89年12月及92年4月四度公開遴選，均未能覓得適當人才出任。91年4月起由臺灣高等法院檢察署主任檢察官王崇儀專責代理所長職務，並自94年4月起改以借調方式續任，迨97年9月10日離職後，復由法務部指派次長兼代；迄同年12月16日，法務部始商請國立臺灣大學醫學院法醫學科，專攻法醫分子生物學之李俊億教授接掌所長一職。

（四）成立之規模

　　法務部法醫研究所成立之初，編制內之法醫病理專科醫師僅有1人，另禮聘顧問法醫師若干。辦公廳舍及實驗室均係租用，老舊破落，硬體設備與儀器用品亦甚簡陋，實未見「國家級」鑑

識機關應有之水準。雖近數年來已陸續改善，如編制內法醫病理專科醫師已增至4人，辦公廳舍等亦已擴遷，唯迄尚無自有建築物及尖端設備如認證實驗室等，距離先進國家同等級機關之規模，自仍有極大之精進空間。

（五）成立之定位

法務部組織法第9條規定「法務部設法醫研究所，其組織以法律定之。」，參照同法第5條至第8條意旨，可知法務部法醫研究所與法務部調查局、法務部行政執行署、法務部司法官訓練所及法務部矯正人員訓練所等機關位階相同，均屬法務部轄下之一級獨立機關，各有其成立之法源依據。就法務部法醫研究所言，稱之為唯一「國家級」之鑑識機關當不為過，蓋其他承辦法醫鑑定業務之單位，如法務部調查局第六處、內政部警政署刑事警察局及國防部憲兵司令部刑事鑑識中心等，在組織法之架構上尚未及之。茲值注意者，國內從事法醫鑑定業務之相關機構既屬分散，資源之投入與專業之要求勢難避免重複配置，形成浪費，有無重新審視，思考整合之必要，似宜嚴肅面對。

註：本文係參考蕭開平、蒲長恩、黎瑞明、石台平、方中民等著「臺灣法醫制度之回顧現況與未來之展望」（國防醫學院醫學研究雜誌第13卷第5期291～296頁）部分內容整理而成。

貳、法定職掌

一、依據法務部法醫研究所組織條例（註1）第3條規定，該所設法醫病理組、毒物化學組與血清證物組，分別掌理下列事項（同條例第2條參照）：

（一）關於生體、病理及死因之檢驗、鑑定及研究事項。

（二）關於毒物、生物及藥物化學之檢驗、鑑定及研究事項。

（三）關於證物之檢驗、鑑定及研究事項。

（四）關於法醫學上疑難鑑驗之解釋及研究事項。

（五）關於法醫人員之培訓事項。

（六）其他有關法醫學之研究及發展事項。

二、依據法務部法醫研究所辦事細則規定，該所法醫病理組、毒物化學組與血清證物組各依其法定職掌再加以細分之工作職掌如下（同細則第4條至第6條參照）：

（一）法醫病理組

　　1.法醫制度之擬議事項。

　　2.生體之檢驗、鑑定及研究事項。

　　3.病理之檢驗、鑑定及研究事項。

4.死因之檢驗、鑑定及研究事項。

5.法醫病理法醫學上疑難鑑驗之解釋及研究事項。

6.法醫人員之培訓事項。

7.其他法醫病理法醫學之研究及發展事項。

（二）毒物化學組

1.毒物化學之檢驗、鑑定及研究事項。

2.生物化學之檢驗、鑑定及研究事項。

3.藥物化學之檢驗、鑑定及研究事項。

4.毒物化學法醫學之研究及發展事項。

5.其他毒物化學法醫學之研究及發展事項。

（三）血清證物組

1.血清及其相關證物之檢驗、鑑定及研究事項。

2.血型及基因紋在區域人口重現頻率、資料庫之建立、分
析之檢驗及研究事項。

3.血清證物法醫學上疑難鑑驗之解釋及研究事項。

4.其他血清證物法醫學之研究及發展事項。

三、隨著醫學與病理學之不斷進步，法醫病理學領域亦產生極大變化。茲歸納四方面說明之（註2）：

（一）猝死症相關研究

猝死症一直是法醫死因鑑定案件中主要之課題，更是法醫病理學專業知識亟待探索之對象。其中尤以嬰兒猝死症、幼兒疫苗接種致死、外籍勞工疑似過勞死及青少年猝死等型態最值關注。

（二）毒藥物致死相關研究

毒藥物致死在美國是古柯鹼濫用問題，在臺灣則是海洛因之成癮及安非他命類濫用問題。上述毒藥物均具有刺激中樞神經，形成生理興奮之作用，部分毒藥物濫用者常因不易控制吸食劑量造成意外死亡。因此，有關毒藥物致死相關案例研究，已成為法醫病理學上相當重要之課題。

（三）分子生物學發展與應用

DNA紋圖（Finger Print）最早於1985年，由英國Dr. Alec Jeffries教授提出。隨後即在法醫學界中被廣泛應用及推展。此種新技術之問世，促使法醫師之觀念與作法明顯改變而演進為死因鑑定之新利器。唯DNA紋圖在法醫學實務上，仍有爭議與研究之空間，未來DNA紋圖在法醫學及司法審判中使用參考之方法與規範，及統計學上分析相關本土群體基因（Population Genetics）之理論根據，均值得深入研究。

（四）毒物病理學發展與應用

毒藥物造成人體之傷害或死亡，固可由被害人體液及組織中直接測得毒藥物反應尋找答案，唯若屬急性中毒、藥物過敏、化

學變性或慢性中毒現象，則被害人相關檢體非必能測得毒藥物反應，又倘毒藥物劑量未達對人體造成傷害或死亡程度，則均須藉助毒物病理學（Toxicological Pathology）做輔助之鑑定。毒物病理學可分為法醫毒物病理學及環境毒物病理學，二者均屬法醫學領域。毒物病理學領域寬廣，亟待更多人才投入共同研究開發。

註1：參考附錄14「法務部法醫研究所組織條例」。

註2：參考蕭開平、方中民85年5月著「臺灣法醫學與病理的發展歷史回顧與展望」第46、47頁內容整理而成。

參、運作現況

一、配合檢察業務

　　法務部法醫研究所自87年7月1日成立迄今，幾乎耗盡所有資源投注於全國各檢察機關委託辦理之屍體複驗、解剖及死因鑑定業務，對於法定職掌中重要性不亞於此之「法醫學上疑難鑑驗之解釋及研究」與「法醫人員之培訓」，反成為行有餘力始偶而推動之工作，似有違該所設立之初衷；唯現狀既因專業人才難覓，大環境無法改變，該所除繼續勉為其難外，短期內恐亦乏任何較佳之替代方案。理想中之法務部法醫研究所運作方式，應將法醫人員之培訓列為優先，其次係解決各地方法院檢察署無法自行完成之死因鑑定案件，另為持續推動法醫學相關之研究與發展。欲達此目的，須具備一先決條件，即各地方法院檢察署應有足夠編制之病理專科法醫師，自行負責常態性之屍體相驗、解剖及死因鑑定業務，遇有複雜難解或社會矚目之重大案件，始委託法務部法醫研究所協助辦理；法醫師法制定之終極目標，即係培養此種全方位之法醫師，分發至全國各檢察機關，擔綱屍體檢驗、相驗、解剖及死因鑑定等重責大任，雖然使命艱鉅，路程遙遠，但既已邁開第一步，旅途的終點就值得期待。

二、支援法醫行政

　　法務部法醫研究所既係接受檢察機關之委託，始辦理屍體複驗、解剖及死因鑑定業務，則該所與檢察機關間當無任何隸屬關係或職掌牽連自明。唯多數檢察官未注意及此，長期誤為等同地檢署設置之法醫室，致與法務部法醫研究所之病理專科法醫師偶有主導權認知之差異，根本解決之道，似以法制化為上策，因各地方法院檢察署之法醫業務屬專業領域，尤與人權保障息息相關，唯迄乏指導及監督機制，實務上亦衍生甚多問題，如能於法務部法醫研究所之法定職掌中增列「關於各地方法院檢察署法醫業務之指導及監督事項」一款，或有助於權責之釐清及現況之改進。

　　考量上開增列法定職掌之立法程序緩不濟急，法務部因於95年3月間召開「研商各地方法院檢察署法醫鑑驗業務督導事宜」會議，決定為提昇所屬各地方法院檢察署相驗案件之鑑驗水準，應由臺灣高等法院檢察署以行政委託之方式請求法務部法醫研究所辦理該項業務；法務部法醫研究所爰據此規劃實施「全國地方法院檢察署法醫業務訪視計畫」，主要訪視項目包括：

（一）法醫相驗解剖案件行政作業。

（二）外勤相驗實務、後勤行政業務準備及操作。

（三）相驗屍體證明書開具品質評估。

（四）解剖室之設施及維護。

（五）解剖實務運作。

該訪視業務施行以來，成效良好，深獲各方肯定，似應持續積極推廣。

三、解剖室現代化

另值一提者，即法務部法醫研究所北區解剖室之建置，該解剖室位於台北市內湖區三軍總醫院院區內，於92年12月間完工使用，設備方面包含固定式解剖檯2座、活動式解剖檯1座、高解析數位攝影機、X光機、X光沖片機、地磅、閉路監視系統、立體顯微鏡、多波域光源及屍體冷凍櫃等，並設有檢察官偵查室、多媒體簡報室、家屬休息室、法醫師更衣室等；解剖室內另配置自動空氣過濾及滅菌裝置，可過濾0.3微米以上細菌、病毒顆粒，維持室內負壓、除臭氣、防止病菌污染擴散，業經財團法人工業技術研究院鑑定達國際級P2以上標準，可確保解剖環境安全防護功能。此外尚規劃完整之屍體貯存、運送及檢察官、法醫師、家屬進出動線，使解剖作業及偵訊過程得以獨立不受干擾。

北區解剖室除執行技術性較高之屍體解剖外，更提供醫學院系所在校學生、法醫師及刑事鑑識相關人員實習觀摩之機會；如遇爭議性案件，亦可做為專家、學者等共同研商之場所，對提昇法醫鑑驗品質及培育法醫人才已發揮其預期之功能。

肆、展望

一、新所長之願景

97年12月16日，法務部法醫研究所所長乙職，由國立臺灣大學醫學院法醫學科李教授俊億接任，可算是該所自87年7月1日成立以來，第一位專業專職之所長。李所長從事法醫學相關教職及研究近20年，專長為親子鑑定，在法醫分子生物學方面之研究高居國內領導地位，儘管偶有「李某在醫學界人脈稍遜，恐較難發揮」之聲浪，唯以李所長之專長、人品及能力觀之，該項疑慮實屬多餘，吾人應可樂觀期待其必有一番作為。李所長認為法醫科技之進步乃司法人權重要指標之一，特於宣誓就職後，提出法醫研究所四大願景如下（註）：

（一）興建法醫科技大樓

目前法醫的工作場所在殯儀館，這在法醫解剖前所需的各項檢驗、解剖時的隔離污染與解剖後的檢體保存與污水處裡，都無法配合，嚴重影響法醫鑑定的品質。依據目前我們國家的經濟能力與人權要求，我們應該有能力，讓法醫鑑定的場所在擁有先進檢驗設備與污染控制的法醫科技大樓中進行，以維持法醫的專業，保證法醫鑑定的品質，以及對死者的尊重。

（二）引進先進的法醫檢驗科技（如虛擬解剖技術 Virtopsy）

法醫解剖場所應在各種儀器設備齊全的實驗室中進行，屍體的衣著、外觀、皮膚、指甲、刺青、咬痕、體液、微物、屍斑等，在各種不同光源的照射搜尋下，所有蛛絲馬跡無所遁形。解剖前以X光、電腦斷層與磁振攝影檢驗屍體，以保全證據與研判死因；解剖時更應配合各種攝錄影記錄，觀察採證鉅細靡遺。檢體鑑定就在同一大樓的毒物與血清組進行，以確保檢體傳遞無污染與腐敗之虞，如此的法醫鑑定是現代化國家最基本的要求。

（三）推動認證的法醫鑑定實驗室

實驗室認證制度已經成為國際的共識，而鑑識實驗室的認證亦正在國內推動中。國家唯一的法醫鑑定實驗室，更應率先具備認證的水準，甚至應成為能力試驗的執行機構，以符合國家設立法醫研究所的期待。

（四）積極培養法醫專業人才

依據法醫師法積極配合法醫專業人才的培養。目前台大法醫學研究所1-5年級甲組研究生有9名，乙組研究生有30名，明年開始陸續會有乙組研究生畢業，投入法醫鑑定的工作，5年後至少有20名合格的法醫師會在各地檢署服務。我們不能繼續期待醫師會放棄高薪來當法醫，因此，在制度上制定法醫師法，除了保留醫師可以經過受訓並通過專技考試以擔任法醫師外，開啟非醫科

的學士後法醫學研究所的管道，在法醫學研究所研習180學分且通過專技考試及高考後即可擔任法醫師。未來的法醫師將是受過完整的基礎醫學、法醫學與鑑識科學教育的專業人士。

二、老所長之期許

李所長之四大願景，就法務部法醫研究所長遠之發展方向言，可謂眼光獨到，一語中的，令人敬佩。唯筆者以法醫界一介老兵之觀察，法務部法醫研究所在往理想目標邁進之同時，仍應抱持務實之態度，正視下列問題：

（一）辦公大樓之興建

1.儘速覓得自有用地

法務部法醫研究所掌理之業務甚具特殊性，尤以死因鑑定牽涉屍體流傳之民間忌諱甚多，辦公及實驗場所興建地段之選擇自宜格外慎重，俾免招致疑慮，引發民怨；一勞永逸之計，當以覓得空曠之自有且非住宅區用地為最佳選擇，切勿遷就現狀或擷取錯誤之資訊，忽略國家級鑑識機關建築結構應有之視野及格局，造成日後無可彌補之公帑浪費與資源錯置。

2.統一規劃大樓用途

法務部法醫研究所掌理死因鑑定等法醫業務，實驗室

之規劃與配置自屬興建重點，尤以法醫認證實驗室之規模須以國際級標準為唯一之考量，不可拘泥經費，因小失大，且辦公廳舍與實驗室區塊如何劃分，亦應有妥適之規劃，藉以展現法務部法醫研究所無可取代之專業形象。

（二）團結形象之建立

法務部法醫研究所講究專業，人才濟濟，若能同心協力，無私無我，定能屢創佳績，攀登高峰，奈何「文人相輕」，自古皆然，少數別具用心者，尚有黨同伐異，各立山頭之謬誤觀念，導致分散整體戰力，淪為內耗，殊為可惜。蓋公務人員或受公務機關委託處理公務之人，依法行政乃其本份，如有逾越，似應即按規處斷，不能稍有猶豫，否則，因循苟且，尾大不掉，終至難以收拾，恐非機關之幸，國家之福。

（三）法醫師法之踐履

1.持續宣導法醫師法

法醫師法之宣導雖已進行3年之久，唯因資源有限，宣導之深度及廣度仍嫌不足，尤與醫學界之溝通應持續加強，俾能化解歧見，獲得支持，加速新法之推動。

2.樹立法醫專業權威

法醫師法第6條第1項規定，法醫師經完成專科法醫師訓練，並經主管機關甄審合格者，得請領專科法醫師

證書。又依專科法醫師分科及甄審辦法第3條第2項規定，專科法醫師之訓練包括學程及實習。而病理專科法醫師之訓練（含學程及實習）應修畢80學分，但法醫師如兼具病理專科醫師資格，且以前即曾接受此相關訓練，則各該學分經訓練機關（構）、學校或團體審定及格後，得酌予減免。茲以法務部法醫研究所編制內4名法醫師及外聘顧問法醫師12名為例，其等除均依法醫師法第47條各項款規定領得法醫師證書外，絕大多數亦兼具病理專科醫師資格，且與訓練相關之學程及實習共80學分其等亦幾乎全數接受過相同之養成教育，故為儘速建立法務部法醫研究所之法醫師專業形象與權威，法務部宜審酌其等實務歷練專精之程度，採權宜之措施，亦即從寬審定其等學分之減免，俾早日取得法醫師法規定之病理專科法醫師資格，似無庸於新法施行後，仍嚴格要求應完成該項訓練。又依專科法醫師分科及甄審辦法第3條第3項規定，法務部應指定具有專科法醫師訓練能力之機關（構）、學校或團體，辦理專科法醫師訓練。以病理專科法醫師之訓練為例，目前國內具有該項訓練能力之機關，亦似僅以法務部法醫研究所為唯一選擇。

3.建立法醫進用機制

法醫師新制除依法醫師法第47條第3項取得法醫師證書者，可以馬上至民間開業，執行同法第13條所列鑑定業務外，餘依法醫師法第3條或第47條第1、2項規定取得法醫師證書者，如欲自行執業，均須依同法第12條規定，先在司（軍）法或行政機關連續擔任2年以上之法醫師、特約法醫師或榮譽法醫師，且成績優良者，始得為之。如前述李所長曾提及，自98年起，即陸續有國立臺灣大學醫學院法醫學研究所畢業生踏出校門，如其等經法醫師考試及格，未具醫師資格者，如何依聘用人員聘用條例或公務人員任用法規定，在司（軍）法或行政機關擔任法醫師？具醫師資格者，如何在該等機關擔任特約法醫師或榮譽法醫師？凡此均有賴法務部法醫研究所及早因應，積極與人事主管機關等集思廣益，研擬法醫師進用機制，俾利新法之推行。

4.設置醫院法醫部門

法醫師法第44條規定，醫學院或其附設醫院、一定規模以上之教學醫院，應設置法醫部門。唯查本條自該法施行以來，形同具文，主要原因仍在於人才之短缺與資源之不足，行政院衛生署與法務部應正視此一問題之存在，及早建立醫院設置法醫部門之評鑑制度，落實新制要求，促進法醫學之研究與發展。

註：轉錄自法務部97年12月16日新聞稿所附之參考資料。

第五篇

法醫師法施行概況

壹、法醫師考試（法醫師法第3條）

法醫師法第3條規定「中華民國人民經法醫師考試及格，並經主管機關核發證書者，得充任法醫師。」，考試院據此已於96年間舉辦第一次之專門職業及技術人員高等考試法醫師考試，在「法醫法規、倫理與公共衛生」考試科目中，有關法醫師法之命題共有三則，每題10分（總分100分），比重可謂不輕，足見該法已受到相當之重視，三則命題內容如下：

一、試說明「法醫師法」立法的時代意義，並闡述其立法的宗旨。

二、試說明如何才能成為合法的執業法醫師，並說明取得該項資格之流程。

三、試比較「法醫師倫理」與「醫師倫理」二者之精神內涵該有何差異之處？

該次專門職業及技術人員高等考試放榜後，計有國立臺灣大學醫學院法醫學研究所95學年度畢業之甲組一般生（即已具備醫師資格之國立臺灣大學醫學院醫學系畢業生再攻讀該醫學院學士後法醫學研究所者）1人獲得錄取，取得主管機關即法務部核發之法醫師證書，此人亦係法醫師法施行以來，第一位經由法醫師考試取得法醫師資格者，意義十分重大。

貳、法醫學研究所（法醫師法第4條第1項第1款）

　　法醫師法第4條第1項第1款規定「公立或立案之私立大學、獨立學院或符合教育部採認規定之國外大學、獨立學院法醫學研究所畢業，並經實習期滿成績及格，領有畢業證書者，得應法醫師考試。」，法醫師法施行以來，目前國內僅有國立臺灣大學醫學院奉准設立法醫學研究所，至其他公私立、國內外大學或獨立學院雖亦不乏有開辦該類研究所意願者，唯受限於師資、環境等主客觀因素，迄未付諸實現。至國立臺灣大學醫學院法醫學研究所招生組別、報考資格、考試項目及招生情形等分述如下：

一、招生組別

（一）甲組一般生

（二）乙組一般生

（三）乙組在職生

二、報考資格

（一）甲組一般生

　　　1.國內醫學系、牙醫學系、中醫學系畢業得有學士學位者。

2.具中華民國國籍。

（二）乙組一般生

1.國內大學或學院之醫事技術學系、公共衛生學系、藥學系、護理學系、物理治療學系、職能治療學系，或各該等同學系畢業得有學士學位者。

2.具中華民國國籍。

（三）乙組在職生

1.大學畢業得學士學位，且現任公職專任法醫或檢驗員者。

2.具中華民國國籍。

三、考試項目

（一）甲組一般生

1.筆試

（1）法醫學（甲）（含公共衛生學）

（2）病理學

（3）英文（A）

（4）內外科學（內科學佔50%，外科學50%）、口腔內外科學（口腔內科學佔50%，口腔外科學50%）

（二科擇一）

（5）解剖學、生物化學（一般生物化學）（二科擇一）

2.口試

（1）參加資格

筆試科目總分（不含英文（A））排名在前6名以內者。

（2）佔分比例

佔考試總分（不含英文（A））50%。

3.考試科目分數之規定

（1）筆試科目任一科（不含英文（A））未達40分者，不予錄取。

（2）英文（A）成績不計入考試總分計算，唯成績未達該科本校到考生的前50%者，不予錄取。

（3）考生成績（含筆試及口試，筆試不含英文（A））總平均未達60分者，不予錄取。

（二）乙組一般生

1.筆試

（1）法醫學（乙）（含公共衛生學）

（2）應用病理學

（3）生物化學（一般生物化學）

（4）英文（A）

（5）解剖學、生理學（二科擇一）

2.口試

（1）參加資格

筆試科目總分（不含英文（A））排名在前10名以內者。

（2）佔分比例

佔考試總分（不含英文（A））50%。

3.考試科目分數之規定

（1）筆試科目任一科（不含英文（A））未達40分者，不予錄取。

（2）英文（A）成績不計入考試總分計算，唯成績未達該科本校到考生的前50%者，不予錄取。

（3）考生成績（含筆試及口試，筆試不含英文（A））總平均未達60分者，不予錄取。

（三）乙組在職生

1.筆試

（1）法醫學（乙）（含公共衛生學）

（2）應用病理學

（3）生物化學（一般生物化學）

（4）英文（A）

（5）解剖學、生理學（二科擇　）

2.口試

（1）參加資格

筆試科目總分（不含英文（A））排名在前10名以內者。

（2）佔分比例

佔考試總分（不含英文（A））50%。

3.考試科目分數之規定

（1）筆試科目任一科（不含英文（A））未達40分者，不予錄取。

（2）英文（A）成績不計入考試總分計算，唯成績未達該科本校到考生的前50%者，不予錄取。

（3）考生成績（含筆試及口試，筆試不含英文（A））

總平均未達60分者，不予錄取。

四、招生情形

　　國立臺灣大學醫學院法醫學研究所自93學年度起開始招生，迄98學年度止，各學年度招生人數如下：

（一）93學年度

　　乙組一般生：3人（在學中）。

（二）94學年度

　　1.甲組在職組（甄試）：3人（均已畢業）。

　　2.甲組一般生：1人（已畢業）。

　　3.乙組一般生：7人（1人休學，餘6人在學中）。

（三）95學年度

　　1.甲組在職組（甄試）：2人（在學中）。

　　2.甲組一般生：2人（在學中）。

　　3.乙組一般生：7人（在學中）。

　　4.乙組在職生：2人（1人休學，1人在學中）。

（四）96學年度

　　1.甲組一般生：2人（在學中）。

　　2.乙組一般生：6人（在學中）。

3.乙組在職生：3人（1人休學，餘2人在學中）。

（五）97學年度

1.甲組一般生：1人（在學中）。

2.乙組一般生：5人（在學中）。

3.乙組在職生：2人（在學中）。

（六）98學年度

1.甲組一般生：1人（在學中）。

2.乙組一般生：5人（在學中）。

3.乙組在職生：1人（在學中）。

（七）總計

1.甲組在職組（甄試）：5人（3人畢業，2人在學中）。

2.甲組一般生：7人（1人畢業，6人在學中）。

3.乙組一般生：33人（1人休學，32人在學中）。

4.乙組在職生：8人（2人休學，6人在學中）。

（八）檢察機關檢驗員報考情形

1.甲組一般生：1人（在學中）。

2.乙組一般生：1人（在學中）。

3.乙組在職生：8人（2人休學，6人在學中）。

參、準強制解剖（法醫師法第10條）

　　法醫師法第10條規定「屍體經檢驗後，有下列情形之一者，法醫師應以書面建請檢察官為解剖屍體之處分：

一、死者之配偶或直系血親請求解剖。

二、可疑為暴力犯罪致死。

三、死因有危害社會公益或公共衛生之虞。

四、送達醫療院所已死亡，且死因不明。

五、於執行訊問、留置、拘提、逮捕、解送、收容、羈押、管收、保安處分、服刑等過程中死亡。

六、軍人死亡，且死因不明。

七、意外事件中之關鍵性死亡者。

八、未經認領顯可疑為死因不明之屍體。

九、其他非解剖無法查明死因。」

　　實務上稱之為「屍體之準強制解剖」。法醫師法施行以來，全國各檢察機關之屍體解剖件數逐年增加，此條文規定在人權指標之意義上，已略見成效。此由法務部法醫研究所編印之97年度法醫鑑驗業務統計年報第16頁資料可知：95年全國地檢署相驗案

件數為18,472，解剖案件數為1,880，解剖率為10.18％，96年全國地檢署相驗案件數為17,779，解剖案件數為1,925，解剖率提昇為10.83％，97年全國地檢署相驗案件數為17,974，解剖案件數為2,096，解剖率一舉衝破11％，成長至11.66％，足見新制確已發揮其功能。以本書第二篇法醫師法立法背景壹、前言中所舉之吳銘漢、葉盈蘭夫婦及陳義雄命案為例，如係發生於95年12月28日法醫師法施行後之今日，檢察官於相驗屍體後，若不為屍體解剖之諭知，依法醫師法第10條之規定，法醫師即應以書面建請檢察官為解剖屍體之處分，蓋該二起命案經過相驗之屍體，均符合同條第2款「可疑為暴力犯罪致死」或第9款「其他非解剖無法查明死因」所列情形，檢察官於獲悉法醫師建請解剖屍體之書面後，倘仍執意拒為解剖屍體之處分，則關於責任之追究，因有法醫師書面之出具，自可迅速明確加以釐清。

　　法務部法醫研究所依「全國地方法院檢察署法醫業務訪視計畫」赴檢察機關實施法醫業務訪視時，亦將法醫師法第10條推動之優劣狀況列為績效評估之重點，促使檢察官及法醫師正視新法關於相驗制度重大之變革。

肆、法醫師公會（法醫師法第26條）

法醫師法第26條第1、2項規定「法醫師公會由法醫師十五人以上之發起組織之。」，「法醫師公會應設於中央政府所在地。」，據此，方中民教授及邱清華教授等15名法醫師，於96年11月5日發起設立「台灣法醫師公會」，依法向人民團體主管機關即內政部提出申請。內政部於96年12月7日函准成立，法務部並於96年12月27日函請修正「法醫師公會章程」草案部分條文內容。97年1月25日發起人召開「台灣法醫師公會」第一次籌備會，推選方中民、邱清華、蕭開平、李偉華、蔡崇弘、許倬憲、裴起林等7名為籌備委員，並推選方中民擔任籌備會主任委員。97年1月29日於「民眾日報」刊登公開徵求會員啟事，並通知所有已依法醫師法領有法醫師證書者，經籌備委員會審查章程草案及會員申請入會等，符合資格者共25名，乃於97年3月3日召開會員大會，正式於台北市成立台灣法醫師公會（Taiwan Association of Forensic Physicians，簡稱TAFP）。唯若干人士認為該公會之英文譯名尚值斟酌，蓋依Webster大辭典，Physician之定義為「a person skilled in the art of healing; specifically： one educated, clinically experienced, and licensed to practice medicine as usually distinguished from surgery」，故Physician也者，縱非屬內科系醫師，至少亦應擁有medical doctor之頭銜及醫師執照始足當之，且

法醫師法在制度設計上，既已將醫師與法醫師澈底分流，法醫師主要業務係從事刑事訴訟法規定之檢驗、解剖屍體或法醫鑑定事項等，理論上，似無專精於「the art of healing」之餘地，該項見解或可供台灣法醫師公會參考。

另值注意者，乃立法院第6屆第2會期第13次會議制定法醫師法時，曾通過2項附帶決議，其中第2項為「法務部於本法公布施行後，應促請法醫師公會，訂定執行業務之倫理規範。」（立法院94年12月23日台立院議字第0940051079號致行政院函參照），此項附帶決議有無付諸實現，似應加以重視。

伍、法醫師證書之核發

一、依法醫師法第3條規定，經法醫師考試及格，由法務部核發法醫師證書者迄今僅有莊傑仰1人，已如前述。

二、未經考試取得法醫師資格之特例

（一）法醫師法第47條第1項

法醫師法第47條第1項規定「本法施行前，經公務人員高等考試或相當之特種考試法醫師考試及格者，得請領法醫師證書。」，依本項申請領得法醫師證書者計有邱清華等5人。

（二）法醫師法第47條第2項

法醫師法第47條第2項規定「本法施行前，曾任法務部所屬機關之法醫師，經依法銓敘審定有案者，得請領法醫師證書。」，依本項申請領得法醫師證書者計有蕭開平等7人。

（三）法醫師法第47條第3項第2款

法醫師法第47條第3項第2款規定「本法施行前，具有醫師資格，經國防部或法務部所屬機關聘為法醫顧問、榮譽法醫師、兼任法醫師及特約法醫師，實際執行檢驗及解剖屍體業務或法醫鑑定業務，連續五年以上，得於本法施行後三年內申請取得法醫師證書。」，同條第4項規定「前項申請辦法，由主管機關定

之。」

法醫師法施行以來，依該法第47條第3項第2款規定提出申請，經法務部訂定之「實際執行法醫業務之醫師申請法醫師證書辦法」（附錄10參照）第3條所設之審查小組審查許可核發法醫師證書者計有方中民等22人。

綜合上述，依法醫師法相關規定，已取得法醫師證書者全國計35人，除1人係經法醫師考試獲致資格外，餘多屬資深績優，且長期貢獻所學於法醫學界之箇中翹楚，彼等於法醫師法第48條規定之醫師執行檢驗及解剖屍體業務落日條款生效（101年12月28日）前，肩負國內法醫學界承先啟後之重責大任，自不待言。

茲有一問題值得關注者，即依法醫師法第48條規定「醫師自本法施行屆滿六年起，不得執行刑事訴訟法規定之檢驗、解剖屍體業務。」，易言之，在法醫師法施行屆滿6年即101年12月28日前，醫師仍可依刑事訴訟法規定執行檢驗、解剖屍體業務。設有醫師某甲於法醫師法施行後之96年元月初，獲聘為乙地方法院檢察署之榮譽法醫師，實際執行檢驗及解剖屍體業務連續5年以上迄101年初，績效甚優，此時反不得依法醫師法第47條第3項第2款規定，申請取得法醫師證書，蓋該條項款係以法醫師法施行前為申請取得法醫師證書之要件，甲醫師連續5年以上實際執行檢驗及解剖屍體業務，對法醫學及檢察實務之特殊貢獻，實與法醫師法施行前，連續5年以上實際執行檢驗及解剖屍體業務或法

醫鑑定業務之乙地方法院檢察署另聘之丙榮譽法醫師無異，卻僅因法醫師法施行後，甲醫師始經獲聘為榮譽法醫師，即不得邀此禮遇，致其欲取得新法規定之法醫師資格，唯有透過法醫師法第3條之法醫師考試乙途，似非事理之平，此恐係立法之疏漏，殊值檢討。

後　記

　　起心動念要寫這本書已經有好長一段時間，始終不敢提筆之原因，除了極端忙碌的政務官作息，其實還是自己求好的個性使然，生怕一個不小心開了頭，眼前就是一條不歸路，其結果不外乎生活失序，日夜傷神。只是顧慮歸顧慮，妻的一句話，卻還是何其尖銳的挑動了我內心深處最隱晦的那束神經：「與其到處奔波宣導法醫師法，不如寫下來比較實際。」，於是乎，半年前的一個子夜，懷抱著捨我其誰的阿Q豪壯，振筆疾書，竟至天明。從此，料想中的倉促錯亂無日無之，儘管已將公務和寫書時段做七三劃分，起居品質仍難逃被催殘的命運，所幸始作俑者的妻，除了不時通宵為伴，苦樂相隨，竟未見多置一詞。饒是如此，幾個月下來，雖得言數萬字，卻也換得兩人形削骨立，元氣大傷，回首前塵，還真有些恍如隔世。

　　寫這本書最大的目的，當然是急著想要方便大家了解我國法醫師制度的新風貌，尤其在97年9月間無預警的職務調動，打亂了原先排定的一連串新法宣導活動，更堅定了要讓這本書儘快問世的決心。寫書的另外一個想法，即是企圖將法務部法醫研究所近7年所長任內，觀察法醫師生態所得做個全紀錄；畢竟，檢察官看法醫師與所長看法醫師，如果不是親身體驗，斷難想像看法

竟會天差地別，結論其實很簡單，那就是「醫師絕非等於法醫師」！一位看病的陽春醫師與一位解剖屍體並做死因鑑定的病理專科法醫師，在以前，我會等量齊觀，但現在，我則堅持兩者是截然不同的專業概念和領域。

91年4月11日剛接任法務部法醫研究所所長，第一次跟同仁談話，我曾很認真的說：「來到這裡最大的驕傲，就是沒有任何包袱。」，97年9月10日離職時向同仁道別，我亦很自豪的說：「離開這裡最大的驕傲，就是沒有任何包袱。」，今天，我也可以很負責任的說：「寫這本書最大的驕傲，就是沒有任何包袱。」，書中所有文字鋪陳，全憑手邊資料與記憶所及依次呈現，字裡行間或有一己之見的人事物評論，純屬逆耳忠言，絕無任何不敬之意。

本書得以順利出版，首先要感謝妻的付出，若非她的支持與鼓勵，我寫作的動力不可能持續。其次要感謝的是德耀兄、家豪兄、書華兄、義哲兄及傳勝兄的鼎力幫忙，沒有他們的情義相挺，這趟路我會走的加倍辛苦。最後要表示敬意的，乃曾經為法醫師法宣導辛苦操勞之法醫研究所老同事王振中、石美驊、李國賢、尹莘玲及鄭玉雪等人，尤其是鄭小姐與其老公易俊名老師，打從新法宣導初期，即義無反顧的默默投入，及至著手寫書，不管是資料蒐集整理或文稿校對編排，只要我一開口，兩夫婦無不盡心盡力，使命必達。

　　法醫師法此刻正值上路階段，不管你喜不喜歡，法律就是法律，一旦施行，就得照表操課，沒有任何駐足觀望或討價還價之餘地。期盼本書問世，能讓更多人體會新法之用心，改以善意之批評取代原始之敵視，如果到了驗收階段成效不佳，吾人更須坦然面對，嚴肅思考改進之道，方屬健康正確之應有態度。

王崇儀完稿於

2009年6月24日

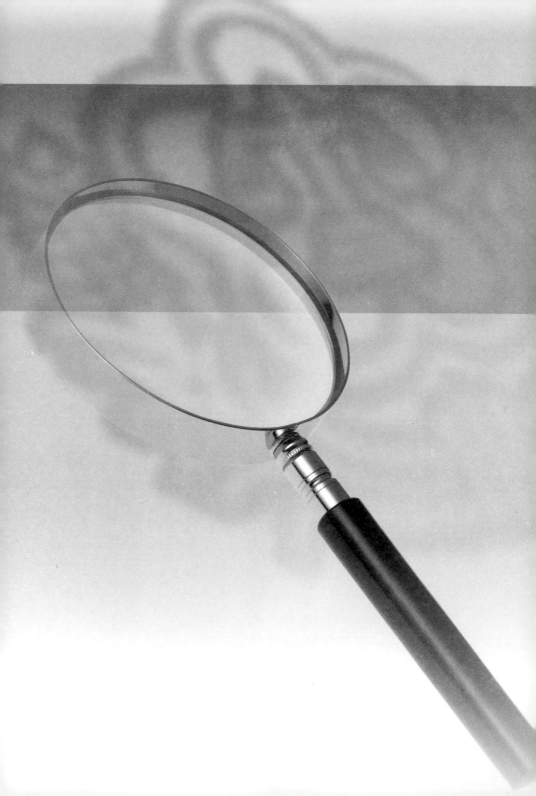

附 錄

附錄1：
法醫師法

（民國 94 年 12 月 28 日公布）

第一章 總則

第 1 條 為健全法醫師制度，提昇鑑驗水準、落實人權保障、維護社會正義及促進民主法治，特制定本法。

第 2 條 本法之主管機關為法務部。

第 3 條 中華民國人民經法醫師考試及格，並經主管機關核發證書者，得充任法醫師。

第 4 條 具有下列各款資格之一者，得應法醫師考試：

一、公立或立案之私立大學、獨立學院或符合教育部採認規定之國外大學、獨立學院法醫學研究所畢業，並經實習期滿成績及格，領有畢業證書。

二、公立或立案之私立大學、獨立學院或符合教育部採認規定之國外大學、獨立學院醫學、牙醫學、中醫學系、科畢業，經醫師、牙醫師、中醫師考試及格，領有醫師、牙醫師、中醫師證書，且修習法醫

學程，並經法醫實習期滿成績及格，或經國內外法
醫部門一年以上之法醫專業訓練，領有證明文件。

前項第一款法醫學研究所應修課程，另以細則定之。

第 5 條　有下列情事之一者，不得充任法醫師：

一、曾受一年有期徒刑以上刑之裁判確定。但因過失犯
罪者，不在此限。

二、曾犯毒品危害防制條例之罪，經裁定觀察勒戒、強
制戒治或判刑確定。

三、依法受廢止法醫師證書處分。

四、曾任公務人員而受撤職處分，其停止任用期間尚未
屆滿，或現任公務人員而受休職、停職處分，其休
職、停職期間尚未屆滿。

五、經中央衛生主管機關指定之醫療機構證明有精神障
礙或其他心智缺陷，致不能勝任法醫師職務。

六、受禁治產宣告。

有前項第一款至第三款情事，其已充任法醫師者，
撤銷或廢止其法醫師資格，並追繳其證書；有前項
第四款至第六款情事，其已充任法醫師者，於各該
款原因消滅前，停止其業務之執行。

第 6 條 法醫師經完成專科法醫師訓練,並經主管機關甄審合格者,得請領專科法醫師證書。

專科法醫師之分科及甄審辦法,由主管機關會同中央衛生主管機關定之。

第 7 條 非領有法醫師證書者,不得使用法醫師名稱。

非領有專科法醫師證書者,不得使用專科法醫師名稱。

第 8 條 請領法醫師證書,應填具申請書及檢具資格證明文件,送請主管機關核發。

第二章 檢驗及解剖屍體

第 9 條 依刑事訴訟法規定所為之檢驗或解剖屍體,非法醫師或受託執行之執業法醫師,不得為之。

第10條 屍體經檢驗後,有下列情形之一者,法醫師應以書面建請檢察官為解剖屍體之處分:

一、死者之配偶或直系血親請求解剖。

二、可疑為暴力犯罪致死。

三、死因有危害社會公益或公共衛生之虞。

四、送達醫療院所已死亡,且死因不明。

五、於執行訊問、留置、拘提、逮捕、解送、收容、羈
　　押、管收、保安處分、服刑等過程中死亡。

六、軍人死亡，且死因不明。

七、意外事件中之關鍵性死亡者。

八、未經認領顯可疑為死因不明之屍體。

九、其他非解剖無法查明死因。

第11條　法醫師檢驗屍體後，應製作檢驗報告書；解剖屍體後，
　　　　應製作解剖報告書；鑑定死因後，應製作鑑定報告書。

　　　　前項文書製作之格式，由主管機關定之。

第三章 執業

第12條　未具有醫師、牙醫師、中醫師資格而領有法醫師證書
　　　　者，依聘用人員聘用條例或公務人員任用法規定，在司
　　　　（軍）　法、行政機關擔任法醫師職務連續滿二年且成績
　　　　優良者，始得申請執行法醫師鑑定業務。

　　　　具有醫師、牙醫師、中醫師資格而領有法醫師證書者，
　　　　在司（軍）　法、行政機關擔任特約法醫師或榮譽法醫師
　　　　職務連續滿二年且成績優良者，始得申請執行法醫師鑑

定業務。

前二項申請，由主管機關審查；其審查辦法，由主管機關定之。

第13條 法醫師之執業項目如下：

一、人身法醫鑑定。

二、創傷法醫鑑定。

專科法醫師之執業項目如下：

一、性侵害法醫鑑定。

二、兒童虐待法醫鑑定。

三、懷孕、流產之法醫鑑定。

四、牙科法醫鑑定。

五、精神法醫鑑定。

六、親子血緣法醫鑑定。

七、其他經主管機關指定之法醫鑑定業務。

第14條 法醫師應向主管機關申請執業登記，領有執業執照，始得執業。

法醫師執業，應接受繼續教育，並每六年提出完成繼續教育證明文件，辦理執業執照更新。

第一項申請執業登記之資格、條件、應檢附文件、執業執照發給、換發、補發與前項執業執照更新及其他應遵行事項之辦法，由主管機關定之。

第二項法醫師接受繼續教育之課程內容、積分、實施方式、完成繼續教育證明文件及其他應遵行事項之辦法，由主管機關定之。

第15條　有下列情形之一者，不得發給執業執照；已領照者，廢止之：

一、經撤銷或廢止法醫師證書。

二、經撤銷或廢止法醫師執業執照未滿二年。

第16條　法醫師執業，應加入法醫師公會。

法醫師公會不得拒絕有法醫師資格者入會。

第17條　法醫師歇業或停業時，應自事實發生之日起三十日內，報請主管機關備查。

法醫師復業者，準用關於執業之規定。

法醫師死亡者，由主管機關註銷其執業執照。

第18條　法醫師應親自執行業務，並製作紀錄，載明執業內容。

前項紀錄應親自簽名或蓋章，並加註執行年、月、日。

前項紀錄應保存二十年。

第四章 義務

第19條 法醫師應本於醫學專業知能，誠實公正態度執行職務，發現醫學真相及保障司法審判品質。

第20條 法醫師執行職務或業務受有關機關詢問、諮詢或委託鑑定時，不得為虛偽之陳述或報告。

第21條 法醫師除依前條規定外，對於因業務知悉或持有他人之秘密，不得無故洩漏。

第22條 法醫師對於災害之相關事項，有配合災害防救法執行之義務；違反者，依該法各該條規定處罰之。

第23條 法醫師執行職務或業務，應遵守誠實信用之原則，不得有不正當行為或違反、廢弛其職務或業務上應盡之義務。

第24條 法醫師不得以自己或他人名義，刊登招搖之啟事或廣告，或以其他不正當方式為宣傳。

第25條 法醫師執行職務或業務，發現罹患傳染病或疑似罹患傳染病者，應依傳染病防治法規定辦理。

第五章 公會

第26條 法醫師公會由法醫師十五人以上之發起組織之。

法醫師公會應設於中央政府所在地。

第27條 法醫師公會由人民團體主管機關主管。但其目的事業，應受主管機關之指導、監督。

第28條 法醫師公會置理事、監事，於召開會員大會時，由會員大會選舉之，並成立理事會、監事會，其名額如下：

一、理事三人至九人。

二、監事一人至三人。

理事、監事任期均為三年，其連選連任者，不得超過二分之一；理事應分別互選常務理事，其名額不得超過理事總額三分之一，並應由理事就常務理事中選舉一人為理事長。但監事僅有一人者，其連任以一次為限。

第29條 法醫師公會應訂定章程，造具會員名冊及選任職員簡歷名冊，送請人民團體主管機關立案，並送主管機關備查。

法醫師公會應訂定倫理規範，送主管機關備查。

第30條 法醫師公會之章程，應載明下列事項：

一、名稱及會所所在地。

二、宗旨、組織任務或事業。

三、會員之入會及出會。

四、會員應納之會費及繳納期限。

五、理事、監事名額、權限、任期及其選任、解任。

六、會員大會及理事會、監事會會議之規定。

七、會員應遵守之公約。

八、經費及會計。

九、章程之修改。

十、其他處理會務之必要事項。

第31條 法醫師公會有違反法令、章程者，人民團體主管機關得為下列之處分：

一、警告。

二、撤銷其決議。

三、撤免其理事、監事。

四、限期整理。

前項第一款、第二款處分，亦得由主管機關為之。

第六章　獎懲

第32條 法醫師對法醫學研究或業務發展有重大貢獻者，主管機關應予表揚或獎勵。

第33條 法醫師有下列情事之一者，由主管機關或法醫師公會移付懲戒：

一、犯罪之行為，經判刑確定。但因過失犯罪者，不在此限。

二、業務上重大或重複發生過失行為。

三、執行業務違背法醫師倫理規範或法醫師公會章程之行為，情節重大。

四、其他業務上不正當行為。

法醫師公會對於應付懲戒之法醫師，得經會員大會或理事、監事聯席會議之決議，送請法醫師懲戒委員會處理。

第34條 法醫師懲戒之方式如下：

一、警告。

二、申誡。

三、限制執業範圍或停止執行業務二個月以上二年以

163

下。

四、廢止執業執照。

五、廢止法醫師證書。

第35條　法醫師移付懲戒事件，由法醫師懲戒委員會處理之。

法醫師懲戒委員會應將移付懲戒事件，通知被付懲戒之法醫師，並限其於通知送達之翌日起二十日內提出答辯或於指定期日到會陳述；未依限提出答辯或到會陳述者，法醫師懲戒委員會得逕行決議。

被懲戒人對於法醫師懲戒委員會之決議有不服者，得於決議書送達之翌日起二十日內，向法醫師懲戒覆審委員會請求覆審。

法醫師懲戒委員會、法醫師懲戒覆審委員會之懲戒決議，應送由主管機關執行之。

第36條　法醫師懲戒委員會、法醫師懲戒覆審委員會之委員，應就不具民意代表身分之法醫學、法學專家、學者及社會人士遴聘之，其中法學專家、學者及社會人士之比例不得少於三分之一。

法醫師懲戒委員會及法醫師懲戒覆審委員會之設置、組織、會議召開、懲戒與覆審處理程序、決議方式及其他

應遵行事項之辦法，由主管機關定之。

第37條 未具法醫師資格，擅自執行本法規定之法醫師業務者，處六月以上五年以下有期徒刑，得併科新臺幣三十萬元以上一百五十萬元以下罰金，其所使用之器械沒收之。但有下列情形之一者，不適用之：

一、合於第四條規定之實習。

二、醫師、醫事檢驗師或其他專門職業及技術人員，依其專門職業法律執行業務，而涉及本法所定業務。

三、行政機關及學校從事鑑定之人員，依相關法律、組織法令規定執行職務或業務，而涉及本法所定業務。

第38條 違反第七條規定者，處新臺幣三萬元以上十五萬元以下罰鍰。

第39條 違反第十四條第一項、第二項、第十六條、第十七條第一項或第二項規定者，處新臺幣二萬元以上十萬元以下罰鍰，並令限期改善；屆期未改善者，按次連續處罰。

第40條 違反第十八條第一項規定，或將法醫師證書、專科法醫師證書租借他人使用者，處新臺幣五萬元以上二十五萬元以下罰鍰，併處限制執業範圍、停業處分一個月以上六個月以下或廢止其執業執照；情節重大者，並廢止其

法醫師證書。

第41條 違反第十八條第二項、第三項、第二十條或第二十一條
規定者,處新臺幣二萬元以上十萬元以下罰鍰。

第42條 法醫師受停業處分仍執行業務者,廢止其執業執照;受
廢止執業執照處分仍執行業務者,得廢止其法醫師證
書。

第43條 本法所定之罰鍰、限制執業範圍、停業、廢止執業執照
及廢止法醫師證書,由主管機關處罰之。

第七章 附則

第44條 醫學院或其附設醫院、一定規模以上之教學醫院,應設
置法醫部門;其設置辦法,由中央衛生主管機關會同相
關機關定之。

第45條 司(軍)法、行政機關法醫師之任用、俸給、考績、獎
懲、退休、撫卹、資遣等,適用公務人員有關規定。

第46條 本法施行前,依醫事人員人事條例規定任用之現職法醫
師,經改依公務人員任用法任用後,其以相當醫事級別
參加考績等次,准予比照原銓敘審定合格實授職等考績
等次合併計算,依公務人員考績法第十一條第一項規

定，按年核算取得高一職等任用資格；於取得薦任第九職等資格後，所餘考績及年資，得比照合併計算為公務人員任用法第十七條第二項規定之考績及年資；未具公務人員任用資格者，適用原有關法律規定。

第47條　本法施行前，經公務人員高等考試或相當之特種考試法醫師考試及格者，得請領法醫師證書。

本法施行前，曾任法務部所屬機關之法醫師，經依法銓敘審定有案者，得請領法醫師證書。

本法施行前，具有下列資格之一者，得於本法施行後三年內，申請取得法醫師證書，執行第十三條所列之業務：

一、具有醫師資格，經司（軍）法機關委託，於國內各公私立醫學校院或教學醫院實際執行檢驗及解剖屍體業務或法醫鑑定業務，連續五年以上。

二、具有醫師資格，經國防部或法務部所屬機關聘為法醫顧問、榮譽法醫師、兼任法醫師及特約法醫師，實際執行檢驗及解剖屍體業務或法醫鑑定業務，連續五年以上。

前項申請辦法，由主管機關定之。

第48條　醫師自本法施行屆滿六年起，不得執行刑事訴訟法規定

之檢驗、解剖屍體業務。

第49條 檢驗員自本法施行屆滿十二年起，不得執行刑事訴訟法規定之檢驗屍體業務。

第50條 本法於軍事檢察機關執行檢驗及解剖屍體時，除軍事審判法另有規定外，準用之。

第51條 主管機關依本法核發證書或執業執照時，應收取證書費、審查費及執照費；其收費標準，由主管機關定之。

第52條 本法施行細則，由主管機關定之。

第53條 本法自公布後一年施行。

附錄2：
法醫學研究所應修課程細則

（民國 95 年 12 月 26 日發布）

第 1 條　本細則依法醫師法第四條第二項規定訂定之。

第 2 條　法醫學研究所應修課程學分數一百七十，其科目名稱及
　　　　各科學分數如下：

　　　　一、基礎醫學五十五學分：

　　　　　　（一）大體解剖學及實驗，七學分。

　　　　　　（二）組織學及實驗，四學分。

　　　　　　（三）生物化學及實驗，六學分。

　　　　　　（四）生理學及實驗，六學分。

　　　　　　（五）寄生蟲學及實驗，三學分。

　　　　　　（六）微生物、免疫學及實驗，六學分。

　　　　　　（七）胚胎學及實驗，二學分。

　　　　　　（八）病理學及實驗，九學分。

　　　　　　（九）藥理學及實驗，六學分。

（十）公共衛生學，二學分。

（十一）流行病學，二學分。

（十二）生物統計學，二學分。

二、臨床醫學五十五學分：

（一）臨床診斷學，十三學分。

（二）實驗診斷學，二學分。

（三）內科學系概論，十學分。

（四）外科學系概論，十學分。

（五）臨床醫學實習，二十學分。

三、法醫學六十學分：

（一）基礎法醫學，一學分。

（二）法醫學專題討論，四學分。

（三）法醫相驗、解剖及實習，四學分。

（四）法醫病理學及實習，八學分。

（五）臨床法醫學及實習，三學分。

（六）法醫生物學，一學分。

（七）法醫分子生物學及實習，二學分。

（八）法醫血清學及實習，二學分。

（九）法醫毒理學及實習，二學分。

（十）法醫精神學及實習，一學分。

（十一）法醫牙科學及實習，一學分。

（十二）法醫人類學，一學分。

（十三）法醫昆蟲學，一學分。

（十四）法醫物證、刑事偵查學及實習，二學分。

（十五）法醫作證學及實習，二學分。

（十六）法醫實務，十六學分。

（十七）賠償醫學，一學分。

（十八）醫學與法律，一學分。

（十九）醫事法律學，一學分。

（二十）刑事法概要，二學分。

（二十一）民事法概要，二學分。

（二十二）醫療糾紛鑑定，一學分。

（二十三）法醫倫理與科技人權，一學分。

四、碩士論文不計學分，應經碩士學位考試委員會考試
　　通過。

第 3 條 本細則自中華民國九十五年十二月二十八日施行。

附錄3：
醫師牙醫師中醫師應法醫師考試修習
法醫學程實習及專業訓練實施要點

（民國95年12月26日發布）

一、醫師、牙醫師、中醫師依法醫師法第四條第一項第二款之資
格，應法醫師考試者，其修習法醫學程、法醫實習及國內外
法醫部門之法醫專業訓練，依本要點辦理。

二、法醫學程應修學分數一百四十，其科目名稱及各科學分數如
下：

　　（一）基礎醫學五十五學分：

　　　　1. 大體解剖學及實驗，七學分。

　　　　2. 組織學及實驗，四學分。

　　　　3. 生物化學及實驗，六學分。

　　　　4. 生理學及實驗，六學分。

　　　　5. 寄生蟲學及實驗，三學分。

　　　　6. 微生物、免疫學及實驗，六學分。

7. 胚胎學及實驗，二學分。

8. 病理學及實驗，九學分。

9. 藥理學及實驗，六學分。

10. 公共衛生學，二學分。

11. 流行病學，二學分。

12. 生物統計學，二學分。

（二）臨床醫學五十五學分：

1. 臨床醫學總論，十三學分。

2. 實驗診斷學，二學分。

3. 內科學系概論，十學分。

4. 外科學系概論，十學分。

5. 臨床醫學實習，二十學分。

（三）法醫學三十學分：

1. 基礎法醫學，一學分。

2. 法醫學專題討論，四學分。

3. 法醫相驗及解剖，二學分。

4. 法醫病理學，五學分。

5.臨床法醫學,一學分。

6.法醫生物學,一學分。

7.法醫分子生物學,一學分。

8.法醫血清學,一學分。

9.法醫毒理學,一學分。

10.法醫人類學,一學分。

11.法醫昆蟲學,一學分。

12.法醫物證及刑事偵查學,一學分。

13.法醫作證學,一學分。

14.賠償醫學,一學分。

15.醫學與法律,一學分。

16.醫事法律學,一學分。

17.刑事法規概要,二學分。

18.民事法規概要,二學分。

19.醫療糾紛鑑定,一學分。

20.法醫倫理學,一學分。

三、法醫實習應修學分數三十,其項目名稱及各項學分數如下:

（一）法醫相驗及解剖，二學分。

（二）法醫病理學，三學分。

（三）臨床法醫學，二學分。

（四）法醫分子生物學，一學分。

（五）法醫血清學，一學分。

（六）法醫毒物學，一學分。

（七）法醫精神學，一學分。

（八）法醫牙科學，一學分。

（九）法醫物證及刑事偵查學，一學分。

（十）法醫作證學，一學分。

（十一）法醫實務，十六學分。

四、法醫專業訓練應包括法醫學程及法醫實習。

五、本要點自中華民國九十五年十二月二十八日施行。

附錄4：
專科法醫師分科及甄審辦法

（民國 95 年 12 月 26 日發布）

第 1 條 本辦法依法醫師法第六條第二項規定訂定之。

第 2 條 專科法醫師之分科如下：

　　一、病理專科法醫師。

　　二、精神專科法醫師。

　　三、臨床專科法醫師。

　　四、牙科專科法醫師。

　　五、毒物專科法醫師。

　　六、生物專科法醫師。

　　七、其他經法務部指定之專科法醫師。

第 3 條 法醫師完成專科法醫師訓練，得應專科法醫師之甄審。

　　前項訓練包括學程及實習，其內容如附表。

　　第一項之訓練應由法務部指定具有專科法醫師訓練能力之機關（構）、學校或團體為之。

　　法醫師完成專科法醫師訓練者，前項訓練機關（構）、

學校或團體應發給證明文件。

第 4 條　各專科法醫師之甄審，每年至少應辦理一次。但法務部
　　　　得依實際情況增減之。

第 5 條　法醫師申請專科法醫師甄審者，應填具申請書一式二
　　　　份，並檢具下列文件，向法務部申請之：

一、法醫師證書影本一份。

二、國民身分證影本一份。

三、完成專科法醫師訓練之證明文件。

　　　　前項文件應以雙掛號郵寄法務部，法務部收受後應
　　　　發給證明；其不符前項規定而得補正者，法務部得
　　　　定二十日以上之期限通知其補正。

第 6 條　專科法醫師甄審分二試舉行，第一試為筆試，第二試為
　　　　口試、測驗或實地考試；第一試未錄取者，不得應第二
　　　　試。

　　　　前項第一試成績佔百分之六十，第二試成績佔百分之
　　　　四十，合併計算為甄審總成績。

　　　　前項甄審總成績未滿六十分者，不予合格。

第 7 條　法務部得委託或委任法醫專業機關（構）、學校或團體
　　　　辦理專科法醫師之甄審。

　　　　前項甄審結果應報請法務部核定公布。

第 8 條　本辦法自中華民國九十五年十二月二十八日施行。

附錄5：
法醫師申請執行鑑定業務審查辦法

（民國 95 年 12 月 26 日發布）

第 1 條 本辦法依法醫師法第十二條第三項規定訂定之。

第 2 條 法醫師申請執行鑑定業務，應填具申請書一式二份，繳交審查費並檢具下列文件，向法務部申請審查之：

一、法醫師證書或專科法醫師證書原本（驗畢後發還）及其影本一份。

二、國民身分證影本一份。

三、由任職之司（軍）法、行政機關出具擔任法醫師、特約法醫師或榮譽法醫師職務連續滿二年及成績優良之證明文件。

前項第三款證明文件，應記載任職期間、擔任之職務、考績、獎懲、特別事蹟、參與相驗、解剖或鑑定之件數及機關首長考評等項目。

第一項文件應以雙掛號郵寄法務部，法務部收受後應發給證明；其不符前項規定而得補正者，法務部得定二十日以上之期限通知其補正。

第 3 條　法務部設法醫師申請執行鑑定業務審查小組（以下簡稱審查小組），依法審查前條之申請。

審查小組於必要時，得以書面通知申請人或其擔任職務之機關派員到場說明。

第 4 條　審查小組置委員十三人，由法務部部長指派次長一人為召集人，以召集人、法務部檢察司司長、臺灣高等法院檢察署檢察長、法務部法醫研究所所長、行政院衛生署醫事處處長、教育部高等教育司司長、國防部軍法司司長及內政部警政署刑事警察局局長為當然委員，其他委員由法務部遴聘法醫學學者或專家五人為之。

除當然委員外，其他委員任期為一年，期滿得續聘（派）之，因故不能執行職務時，應予解聘（派），委員出缺時應予補聘（派），補聘（派）委員之任期至原委員任期屆滿之日止。

審查小組會議由召集人擔任主席，召集人因故不能主持會議時，得指派委員一人代理之。審查小組會議應有委員二分之一以上出席，審查事項應經出席委員二分之一以上同意，主席有投票權，可否同數時，視為不許可。

審查小組會議開會時，委員應親自出席，不得代理。

第 5 條　法務部應自收受申請書之日起四個月內將審查小組審查結果以書面通知申請人，並副知其擔任職務之機關。

前項審查結果如係不予許可，並應敘明理由。

第 6 條 審查小組委員均為無給職。但得依規定支給出席費及交通費。

第 7 條 本辦法自中華民國九十五年十二月二十八日施行。

附錄6：
法醫師執業登記執照發給及更新辦法

（民國 95 年 12 月 26 日發布）

第 1 條 本辦法依法醫師法（以下簡稱本法）第十四條第三項規定訂定之。

第 2 條 法醫師申請執業登記，應領有法醫師證書或專科法醫師證書。

　　法醫師申請執業登記及執業執照，應填具申請書一式二份，繳交執業執照費並檢具下列文件，向法務部申請之：

一、法醫師證書或專科法醫師證書原本（驗畢後發還）及其影本一份。

二、國民身分證影本一份。

三、法醫師公會會員證明文件。

四、最近三個月內二吋正面脫帽半身彩色相片二張。

　　依本法第十二條第三項規定，經審查許可執行鑑定

業務者，並應檢具審查許可之證明文件。

前二項文件應以雙掛號郵寄法務部，法務部收受後應發給證明；其不符前二項規定而得補正者，法務部得定二十日以上之期限通知其補正。

第 3 條 法醫師執業執照自發照日起，有效期間為六年。

第 4 條 執業執照滅失或遺失者，準用第二條規定申請補發；損壞者，準用第二條規定申請換發，但應繳還原證書。

第 5 條 法醫師申請執業執照更新，應填具申請書一式二份，繳交執業執照費並檢具下列文件，向法務部申請核發之：

一、原法醫師執業執照（驗畢後繳回）。

二、國民身分證影本一份。

三、完成繼續教育之證明文件。

四、法醫師公會會員證明文件。

五、最近三個月內二吋正面脫帽半身彩色相片二張。

前項文件應以雙掛號郵寄法務部，法務部收受後應發給證明；其不符前項規定而得補正者，法務部得定二十日以上之期限通知其補正。

第 6 條 本辦法自中華民國九十五年十二月二十八日施行。

附錄7：
法醫師繼續教育實施辦法

（民國 95 年 12 月 26 日發布）

第 1 條　本辦法依法醫師法（以下簡稱本法）第十四條第四項規
　　　　　定訂定之。

第 2 條　法醫師執業者應繼續教育之課程如下：

　　　　　一、法醫學。

　　　　　二、法醫學倫理。

　　　　　三、法醫學相關法規。

　　　　　四、法醫鑑定品質。

第 3 條　繼續教育課程之授課者，須符合下列資格之一：

　　　　　一、具教育部審定講師以上之資格。

　　　　　二、具法醫學、法律學、醫學等碩士以上學位。

　　　　　三、具專科法醫師三年以上資歷。

　　　　　四、具法醫學五年以上實務經驗。

　　　　　五、曾任或現任法官、檢察官職務六年以上。

六、經法務部認可之其他專業人士。

第 4 條 法醫師繼續教育之積分每六年不得少於一百八十點,並不得連續二年無積分。

第二條第二款至第四款課程之積分,合計應達三十六點,超過三十六點者,以三十六點計。

第 5 條 繼續教育課程積分之審查認定,由法務部為之。法務部並得委託或委任法醫專業機關(構)、學校或團體辦理之。

第 6 條 辦理繼續教育課程之機關(構)、學校或團體,應於舉辦日期之三十日前,向法務部或其依前條委託或委任之機關(構)、學校或團體提出繼續教育課程積分之審查認定。

第 7 條 繼續教育之實施方式及積分如下:

一、參加法務部、醫學校院、教學醫院、衛生主管機關或法醫相關團體舉辦之繼續教育課程,每小時積分一點;擔任授課者,每小時積分五點。

二、參加法務部、衛生主管機關或法醫相關團體舉辦之國際法醫學術研討會,每小時積分二點;發表論文或壁報者,每篇第一作者積分三點,其他作者積分一點;擔任特別演講或教育演講者,每次積分十

點。

三、參加法務部、衛生主管機關或法醫相關團體舉辦之
　　法醫學術研討會，每小時積分一點；發表論文或壁
　　報者，每篇第一作者積分二點，其他作者積分一
　　點；擔任特別演講或教育演講者，每次積分三點。

四、參加依本法第四十四條所設法醫部門所舉辦之法醫
　　學術研討會、專題演講，每小時積分一點；擔任主
　　要報告或演講者，每次積分三點。

五、參加法醫學網路課程每次積分一點；參加法醫學雜
　　誌通訊課程者，每次積分二點。但超過二十點者，
　　以二十點計。

六、在法醫學教學單位講授繼續教育課程者，每小時積
　　分二點。

七、在國內外醫學雜誌發表有關法醫學原著論文者，每
　　篇第一作者或通訊作者積分十五點，第二作者積分
　　五點，其他作者積分二點。

　　於澎湖、金門、馬祖、綠島、蘭嶼等地區執業者，
　　參加前項第一款至第四款繼續教育，其積分一點得
　　以二點計。

第 8 條 前條積分之採認由法務部為之。法務部並得委託或委任

法醫專業機關（構）、學校或團體辦理之。

第 9 條 受法務部委託或委任辦理第五條繼續教育課程積分之審查認定及前條積分採認之法醫專業機關（構）、學校或團體，應訂定作業規章，報請法務部核定。

第10條 法務部完成第八條積分之採認後，應發給完成繼續教育證明文件。

第11條 本辦法自中華民國九十五年十二月二十八日施行。

附錄8：
法醫師懲戒辦法

（民國 95 年 12 月 26 日發布）

第 1 條　本辦法依法醫師法第三十六條第二項規定訂定之。

第 2 條　法務部設法醫師懲戒委員會及法醫師懲戒覆審委員會。

第 3 條　法醫師懲戒委員會置委員七人至十五人，其中一人為主
　　　　任委員；法醫師懲戒覆審委員會置委員七人至十一人，
　　　　其中一人為主任委員。

　　　　法務部得諮詢法醫學專業相關單位後遴聘法醫師懲戒委
　　　　員會、法醫師懲戒覆審委員會委員。

　　　　前項主任委員、委員，由法務部遴聘之。

第 4 條　法醫師懲戒委員會、法醫師懲戒覆審委員會委員任期二
　　　　年。

　　　　法醫師懲戒委員會委員不得同時擔任法醫師懲戒覆審委
　　　　員會委員。

第 5 條　法醫師懲戒委員會、法醫師懲戒覆審委員會開會時，以
　　　　主任委員為主席，主任委員因故不能出席時，得指定委

員一人為主席。

第 6 條 法醫師懲戒委員會、法醫師懲戒覆審委員會各置執行秘
書一人、幹事若干人，由法務部就其職員中派兼之。

第 7 條 法務部或法醫師公會移付懲戒時，應提出理由書，敘明
事實及移付懲戒之理由。

法醫師公會移付懲戒前已先行處分者，應於理由書載明
處分情形。

第 8 條 法醫師懲戒委員會受理懲戒事件，應由主任委員指定委
員二人先行審查，並作成審查意見，提法醫師懲戒委員
會審議。

第 9 條 法醫師懲戒委員會審議懲戒事件時，得邀請有關法醫學
專家學者或相關人士列席諮詢。

第10條 被付懲戒法醫師於指定期日到會陳述者，應於陳述後先
行退席，必要時，得准其再予陳述意見。

第11條 法醫師懲戒委員會之審議及決議，應有委員二分之一以
上親自出席，出席委員二分之一以上同意。但廢止執業
執照或法醫師證書者，應有委員三分之二以上親自出
席，出席委員三分之二以上同意。

前項同意權之行使，主席亦得為之。

法醫師懲戒委員會之決議，以無記名方式為之。

第12條 法醫師懲戒委員會會議對外不公開，與會人員對於會議內容均應嚴守秘密。

第13條 法醫師懲戒委員會委員有下列情形之一，應自行或依法醫師懲戒委員會之決議迴避：

一、對懲戒事件有利害關係者。

二、有事實足認執行職務有偏頗之虞者。

第14條 法醫師懲戒委員會對法醫師懲戒事件，得衡酌法醫師公會之處分情形，做適當之懲戒。

第15條 法醫師懲戒委員會之懲戒決議，應做成決議書。

前項決議書應記載下列事項：

一、被懲戒法醫師之姓名、性別、出生年、月、日、國民身分證統一編號。

二、執業處所名稱、地址及執業執照字號。

三、懲戒之案由。

四、決議主文。

五、事實理由及法律依據。

六、出席委員。

七、決議之年、月、日。

八、不服決議之救濟方法、期限及受理機關。

前項第一款所稱國民身分證統一編號,於被付懲戒法醫師為外國人者,為其護照號碼。

第16條 法醫師懲戒委員會應將決議書送達法務部、法醫師公會及被付懲戒法醫師。

第17條 被懲戒法醫師對於法醫師懲戒委員會之決議不服者,得於決議書送達之翌日起二十日內請求覆審。

被懲戒法醫師請求覆審,應提出理由書及繕本於原懲戒之法醫師懲戒委員會,逾期未聲請覆審者,即行確定。

第18條 法醫師懲戒委員會應將請求覆審理由書繕本送達於原移付懲戒之法務部或法醫師公會。

前項受送達人得於二十日內提出意見書。

第19條 法醫師懲戒委員會於接受前條之意見書或提出之期限屆滿後,應於七日內將請求覆審理由書、前條之意見書及懲戒全卷送交法醫師懲戒覆審委員會。

第20條 法醫師懲戒覆審委員會之覆審程序,準用第八條至第十六條之規定。

第21條 法醫師懲戒委員會、法醫師懲戒覆審委員會之懲戒決議,應送由法務部執行之。

第22條 法務部執行法醫師懲戒委員會、法醫師懲戒覆審委員會

　　之懲戒決議，應將執行命令及決議書刊登行政院公報，
　　副本並送法醫師公會。

第23條　法醫師懲戒委員會、法醫師懲戒覆審委員會之主任委員
　　及委員均為無給職。但得依規定支給審查費、出席費及
　　交通費。

第24條　法醫師懲戒委員會、法醫師懲戒覆審委員會辦理事務所
　　需經費，由法務部編列預算支應。

第25條　本辦法自中華民國九十五年十二月二十八日施行。

附錄9：
醫學院或醫院法醫部門設置辦法

（民國 95 年 12 月 28 日發布）

第 1 條 本辦法依法醫師法第四十四條規定訂定之。

第 2 條 醫學院或其附設醫院應設法醫部門。

非醫學院附設醫院之教學醫院得設法醫部門。

第 3 條 前條醫學院或醫院法醫部門（以下簡稱法醫部門）應提供下列服務：

一、法醫鑑定。

二、法醫師法第九條所定檢驗或解剖屍體。

三、法醫諮詢。

四、法醫教學

醫學院或醫院法醫部門為提供前項服務，得排定時間，直接受理民眾申請。

第 4 條 設置法醫部門，應檢具下列文件，送請中央衛生主管機關備查：

一、法醫部門配置簡圖。

二、法醫師之身分證明文件影本及法醫師證書影本。

三、其他配置於法醫部門之人員（含醫事人員、技術及行政人員）人數及其姓名、法醫師或醫事人員證書影本。

四、服務項目。

五、儀器相關項目。

第 5 條 法醫部門，應按提供之服務項目訂定收費標準，報請直轄市、縣（市）主管機關備查。

前項服務項目與其收費標準，應揭示於法醫部門之明顯處所。

第 6 條 設置法醫部門，應有專任專科法醫師一人以上。

第 7 條 法醫部門應具下列設施：

一、法醫解剖室：包括體重磅秤平台、錄音、錄影設備、解剖台（含抽氣及廢水處理設備）。

二、法醫相關實驗室及認證：包括病理、毒物、血清及DNA等鑑定設備。

第 8 條 設置法醫部門者，應自本辦法施行之日起六年內，依第四條規定申請備查。

第 9 條 本辦法自中華民國九十五年十二月二十八日施行。

附錄10：
實際執行法醫業務之醫師申請法醫師證書辦法

（民國 95 年 12 月 26 日發布）

第 1 條 本辦法依法醫師法第四十七條第四項規定訂定之。

第 2 條 實際執行法醫業務之醫師申請法醫師證書，應填具申請書一式二份，繳交證書費並檢具下列文件，向法務部申請核發之：

一、醫師證書原本（驗畢後發還）及其影本一份。

二、國民身分證影本一份。

三、由委託或聘任之司（軍）法、行政機關出具實際執行檢驗及解剖屍體業務或法醫鑑定業務連續五年以上之證明文件。

四、最近三個月內二吋正面脫帽半身彩色相片二張。

前項文件應以雙掛號郵寄法務部，法務部收受後應發給證明；其不符前項規定而得補正者，法務部得定二十日以上之期限通知其補正。

第 3 條　法務部設實際執行法醫業務之醫師申請法醫師證書審查
　　　　小組（以下簡稱審查小組），依法審查前條之申請。

　　　　審查小組於必要時，得以書面通知申請人或該委託或聘
　　　　任申請人之機關派員到場說明。

第 4 條　審查小組置委員十二人，由法務部部長指派次長一人為
　　　　召集人，以召集人、法務部檢察司司長、臺灣高等法院
　　　　檢察署檢察長、法務部法醫研究所所長、行政院衛生署
　　　　醫事處處長、教育部高等教育司司長、國防部軍法司司
　　　　長及內政部警政署刑事警察局局長為當然委員，其他委
　　　　員由法務部遴聘法醫學學者或專家五人為之。

　　　　除當然委員外，其他委員任期為二年，期滿得續聘
　　　　（派）之，因故不能執行職務時，應予解聘（派），委
　　　　員出缺時應予補聘（派），補聘（派）委員之任期至原
　　　　委員任期屆滿之日止。

　　　　審查小組會議由召集人擔任主席，召集人因故不能主持
　　　　會議時，得指派委員一人代理之。

　　　　審查小組會議應有委員二分之一以上出席，審查事項應
　　　　經出席委員二分之一以上同意，主席有投票權，可否同
　　　　數時，視為不許可。

　　　　審查小組會議開會時，委員應親自出席，不得代理。

第 5 條　法務部應自收受申請書之日起四個月內將審查小組審查
　　　　結果以書面通知申請人，並副知該委託或聘任申請人之
　　　　機關。

前項審查結果如係不予許可，並應敘明理由。

第 6 條 審查小組委員均為無給職。但得依規定支給出席費及交通費。

第 7 條 本辦法自中華民國九十五年十二月二十八日施行。

附錄11：
法務部核發法醫師證書執業執照及審查收費標準

（民國 95 年 12 月 26 日發布）

第 1 條　本標準依法醫師法（以下簡稱本法）第五十一條規定訂定之。

第 2 條　本標準適用範圍如下：

一、本法第六條第一項、第八條、第四十七條第一項至第三項之證書費。

二、本法第十四條第一項至第三項之執業執照費。

三、本法第十二條第三項之審查費。

第 3 條　前條第一款、第二款之證書費、執業執照費每張新臺幣一千五百元。

申請前項證書或執業執照之正本者，應檢附證書或執業執照原本，並繳納每張正本費新臺幣二十元。

第 4 條　第二條第三款之審查費，每人新臺幣五千元。

第 5 條　本標準自中華民國九十五年十二月二十八日施行。

附錄12：
法醫師法施行細則

（民國 95 年 12 月 26 日發布）

第 1 條 本細則依法醫師法（以下簡稱本法）第五十二條規定訂定之。

第 2 條 依本法第六條第一項規定，請領專科法醫師證書，應填具申請書一式二份，繳交證書費並檢具下列文件，向法務部申請核發之：

一、法醫師證書原本（驗畢後發還）及其影本一份。

二、國民身分證影本一份。

三、法務部甄審專科法醫師合格之證明文件影本。

四、最近三個月內二吋正面脫帽半身彩色相片二張。

前項文件應以雙掛號郵寄法務部，法務部收受後應發給證明；其不符前項規定而得補正者，法務部得定二十日以上之期限通知其補正。

第 3 條 依本法第八條、第四十七條第一項或第二項規定，請領法醫師證書，應填具申請書一式二份，繳交證書費並檢

具下列文件，向法務部申請核發之：

一、國民身分證影本一份。

二、考試院頒發之法醫師考試及格證書或銓敘部審定有
　　案之證明文件。

三、最近三個月內二吋正面脫帽半身彩色相片二張。

前項文件應以雙掛號郵寄法務部，法務部收受後應發給
證明；其不符前項規定而得補正者，法務部得定二十日
以上之期限通知其補正。

第 4 條　法醫師證書、專科法醫師證書滅失或遺失者，準用前二
　　　　條規定申請補發；損壞者，準用前二條規定申請換發，
　　　　但應繳還原證書。

第 5 條　法醫師歇業、停業，依本法第十七條第一項規定報請備
　　　　查時，應填具申請書，並檢具執業執照及有關文件，送
　　　　由法務部依下列規定辦理：

一、歇業：註銷其執業登記及執業執照。

二、停業：登記其停業日期及理由後，發還其執業執
　　照。

第 6 條　本細則自中華民國九十五年十二月二十八日施行。

附錄13：
我所認識的「法醫師法」
聽法務部法醫研究所王崇儀所長演講有感

王宏育

記得兩、三年前，「法醫師法」在立法院攻防時，全聯會自然反對可以由非醫師身分出任法醫，只是，沒有醫師願意去當法醫，眼見要斷層，業務停擺，形勢比人強，全聯會自然敗陣下來。那時也有統計迄今仍有三仟多位醫學系畢業生考不上醫師執照，無法掛牌行醫，更是醫學教育的浪費，是否應找出這些人，加以訓練後出任法醫？不過，好找嗎？他們會有意願嗎？誰來主其事？最後也不了了之。

說真的，絕大多數醫師們都不是很瞭解「法醫師法」，然或多或少會存疑，若無醫科七年基礎，假使二年法醫學研究所碩士班混一混，可以勝任繁鉅的法醫工作嗎？將來局勢若對醫界不利，全聯會有著力點嗎？現在不多努力，以後木已成舟，為時已晚，徒呼負負。

而且，萬一法醫學研究所大開方便之門，粗製濫造一大堆不適任的法醫，甚至搞一個法醫師幾年後可以檢覆成為醫師，豈不

天下大亂！

2007年11月，我進入全聯會公關委員會，副召集人洪政武理事長真是老臣謀國，所有的事皆努力為醫界著想，為醫界打拼。洪政武理事長不止一次說過：「法醫師法」是一個新法，大家要多去瞭解，若有對醫界不利或窒礙難行之處，目前主事者，法務部法醫研究所王崇儀所長很願意和醫界溝通、討論，大家要多用心云云。

只是，醫師是在救人、努力救人、盡力救人。除非嚴重的醫療過失，被告得一蹋糊塗，否則，大概和法醫沾不上邊。在文明先進國家，法醫又稱為醫師中的醫師，地位尊崇，但在咱們台灣，法醫，似乎是另一個世界。除非對CSI影集很熱中著迷，才會對法醫嚮往之。然而，誰能擔保自己一輩子都沒有醫療糾紛呢？是以，對「法醫師法」，吾人自應嚴肅以對，慎重從事。

還記得大二時，一週七堂課的「大體解剖學」與實習課程是所有醫科學生的重心，遑論學期結束時，「跑檯子考試」的恐怖和壓力，那時候整天心思都放在大體解剖，吃飯也想，睡覺也夢，實在餘悸猶存。畢業後服兵役，到南部某裝甲獨立旅醫療連，沒有人喜歡的差事→驗屍，自然就落在我這個菜鳥醫官身上，抱著在馬階醫院實習一年工夫，非常心虛，只有努力讀書，看以前案例報告，「誓死」達成任務。記得有阿兵哥演習失事，老百姓騎機車半夜高速衝撞坦克車，精神病患自殺身亡等等，也

是一種經驗，不過都是意外死亡，自然不像CSI峰迴路轉，引人入勝，科學辦案。

退伍後臨床選擇內科系，大概就和人體解剖很遙遠了，（在馬階醫院服務時，偶而會看到外科醫師回去學校研究人體解剖，以精進開刀技巧、能力），但一般的內科醫師，實在和法醫、人體解剖，沒有交集。

民國92年成為高雄縣醫師公會幹部，也忝為醫療糾紛委員會委員，幫忙排解醫療糾紛，此時才發現，醫療鑑定，法醫死因鑑定，乃至屍體解剖都非常重要，也發現國內法醫質量似乎都不足，只有祈禱大家都沒有醫療糾紛。

所幸2008年2月22日，高雄縣醫師公會在大岡山區舉辦醫師再教育學術活動，特別邀請法務部法醫研究所王崇儀所長主講「法醫師法綜覽－法醫鑑定與法醫師法」，王所長不愧是演說高手，非常「誠懇、務實、詳細」說明法醫師法創立的背景、阻力、精神、目的、理想、嚴格要求、落日條款等等，講者仔細，聽者認真、經過王所長「第一手」說明後，大家似乎都放心了。原來，此法案非常嚴謹，不像有些野雞大學的碩士，一兩年後，學位垂手可得。目前的法醫學研究所，不但規定只限招收醫療周邊科系（醫技、獸醫、藥學、護理、生命科學等等）的畢業生，還需經過170個學分（法醫學程140學分，法醫實習30學分）的法醫專業訓練。目前只有台大醫學院有法醫學研究所，一年招生

數均是個位數，求精不求多，重質不重量，其不少課程是和台大醫學系學生一起上課修學分，可謂十分慎重、嚴格，令大家刮目相看。

那天演講的重點有：刑事案件上，尤其法醫立場，屍體解剖非常重要，如蘇建和案的被害人沒有解剖，疑點多，自然正義公理無法伸張（對被害人，加害人嫌疑犯均是）。319案陳義雄畏罪自殺隔日火化，自然無法解剖，都會造成許多困擾，唯有提高刑事案件解剖率才是正本清源的有效方法，也只有如此，才能徹底保障人權。所以要求制度面根本改革，法醫師人數足夠，素質好，制度完善，加上法醫師法第10條，賦予解剖屍體之責任，會大大提高解剖比率。近幾年來，非自然死亡，地檢署相驗案件之病理解剖率台灣大概10％上下，人權進步國家之標準為30％，美國佛羅里達州甚至超過50％，台灣法醫環境要努力的空間不可不謂大。

以往因為既有的制度、待遇、環境、抱負（興趣）等問題，無法吸引優秀人才從事法醫業務。台大陳耀昌、方中民、郭宗禮、邱清華四位教授於民國91年4月提出「建立台灣健全之法醫師培訓和進用制度」建言書，經行政院人權保障推動小組委員會議決定立法，94年底立法院三讀通過法醫師法，自公布後1年，即95年12月28日施行。但為避免「新」法衝擊過大，特設6年的落日條款，即6年內可以一切維持現狀。等到民國101年12月28

日起，才嚴格實行「法醫師法」。

法醫師採證照制度，須修滿法醫學程（碩士班）和法醫實習，並且經法醫師考試及格者，才具法醫師資格。在施行初期有保障條款，不過並沒有所謂的「放水」，全國目前為止只有30位經嚴格審查後可以「保送」成為法醫師，計高考或法醫師特考及格者（5人），曾任法務部所屬機關之法醫師且須經依法銓敘審定有案者（7人），具醫師資格，經國防部或法務部所屬機關聘為法醫（兼任、特約、顧問），且實際執行檢驗及解剖屍體業務或法醫鑑定業務，連續5年以上得申請法醫師（30人申請，18人通過），意即，若不努力培訓法醫師，6年後，全國恐怕就只有這30名的法醫，豈不天下大亂，人權更無法保障，所以法務部法醫研究所，及主其事的王崇儀所長責任重大無比！

此外，法醫師法亦明確規定：法醫師與醫師「分流」。即具醫師資格者，除非通過法醫師考試，不當然取得法醫師資格。取得法醫師資格者，除非通過醫師考試，別無任何途徑可取得醫師資格。規定雖然簡單卻十分明確。

其他部分則對醫師「相當友善」，如法醫學程和法醫實習課程（170學分）中，與醫學系課程重疊處甚多，若醫學系畢業再去研習，可抵相關學分，可能只須一、二年，補修30個學分即可，如此可吸引對法醫有興趣的醫師們報考。弔詭的是，拜健保制度之賜，醫院服務醫師薪資漸減，條件日苛，開業也大不易，

或許將來會有不少優秀的醫學系畢業生去從事法醫這條路，再經過此完善制度的養成、磨練，吾人對王崇儀所長的努力目標樂觀其成！

由王所長願意親自下鄉，全國跑透透說明「法醫師法」，極力鼓勵年輕後輩從事法醫工作，健全法醫培訓及進用制度，提高待遇，可見其毅力和理想性，經由此次精彩、誠摯、詳實的演講，個人倒是對未來國家的法醫制度充滿信心。

後記：

唯一令我憂心的部分為：台灣是法治社會。依法依理，法醫這部分應該由法務部、教育部、衛生署來共同負責。現在卻僅列法務部為唯一的主管機關，並授權由法醫研究所代為處理新法施行事宜，似乎難脫不夠專業的質疑，萬一物換星移，人事變遷，不知道現行良好的政策是否會大幅改變？

附錄14：
法務部法醫研究所組織條例

（民國 86 年 04 月 23 日公布）

第 1 條 本條例依法務部組織法第九條規定制定之。

第 2 條 法務部法醫研究所（以下簡稱本所）掌理左列事項：

一、關於生體、病理及死因之檢驗、鑑定及研究事項。

二、關於毒物、生物及藥物化學之檢驗、鑑定及研究事項。

三、關於證物之檢驗、鑑定及研究事項。

四、關於法醫學上疑難鑑驗之解釋及研究事項。

五、關於法醫人員之培訓事項。

六、其他有關法醫學之研究及發展事項。

第 3 條 本所設左列各組，分別掌理前條所列事項：

一、法醫病理組。

二、毒物化學組。

三、血清證物組。

第 4 條 本所設秘書室，掌理研考、文書、印信、出納、庶務、
檔案管理、公共關係及不屬於其他各組事項。

第 5 條 本所置所長一人，職務列簡任第十二職等至第十三職
等，綜理所務；副所長一人，職務列簡任第十一職等至
第十二職等，襄理所務。

第 6 條 本所置組長三人，主任一人，職務均列薦任第九職等至
簡任第十一職等；研究員七人，職務列薦任第九職等或
簡任第十職等至第十一職等；副研究員六人至八人，職
務列薦任第七職等至第九職等；助理研究員六人至八
人，技士十人至十二人，組員四人或五人，職務均列委
任第五職等或薦任第六職等至第七職等；操作員二人至
四人，職務列委任第四職等至第五職等，其中二人得列
薦任第六職等；書記一人或二人，職務列委任第一職等
至第三職等。

前項研究員、副研究員及助理研究員，必要時得依聘用
人員聘用條例規定聘用之。

第 7 條 本所置人事管理員一人，職務列委任第五職等至薦任第
七職等，依法辦理人事管理事項。

第 8 條 本所置會計員一人，職務列委任第五職等至薦任第七職
等，依法辦理歲計、會計事項，並兼辦統計事項。

第 9 條 第五條至第八條所定列有官等職等人員，其職務所適用
之職系，依公務人員任用法第八條規定，就有關職系選
用之。

第10條　本所得聘學者專家若干人兼任法醫學顧問、特約法醫師或榮譽法醫師，指導法醫學理研究或參與工作。

第11條　本所辦事細則，由本所擬訂，報請法務部核定之。

第12條　本條例自公布日施行。

附錄15：
解剖屍體條例
（民國 73 年 6 月 16 日公布）

第 1 條　凡因學術研究之必要，須解剖屍體者，依本條例行之。

第 2 條　公立或已立案之私立醫學院，得執行屍體大體解剖。

左列醫學院、醫院或機構，得由從事病理研究之醫師，主持執行屍體病理剖驗：

一、公立或立案之私立醫學院或其附設醫院。

二、公立醫院或經認可為教學醫院之私立醫院。

三、經中央衛生主管機關核准，得以解剖之病理研究或醫療機構。

第 3 條　執行大體解剖及病理剖驗，以合於左列規定之屍體為限：

一、為研究死因，必須剖驗並經其親屬同意之病屍體。

二、生前有合法遺囑願供學術研究之病屍體。

三、經親屬同意願供解剖之病屍體。

四、無親屬請領之病屍體。

五、經檢察官相驗認無勘驗必要，並經其親屬同意或無親屬請領之變屍體。

六、經監獄長官許可，無親屬請領或生前有合法遺囑或經其親屬同意之受刑人屍體。

七、急性傳染病或疑似急性傳染病致死之屍體，需經病理剖驗，其親屬無正當理由，不得拒絕。

前項無親屬請領之屍體，應由該管警察機關或衛生機關，通知所在地醫學院組成之屍體收集機構，負責分配各醫學院收領，並登報公告，限於二十五日內認領。自登報公告日起滿一個月，無親屬認領者，得由醫學院執行大體解剖。

前項屍體，非經證明屍壞不能供大體解剖或病理剖驗之用者，不得交由地方政府收埋。但該地區無屍體收集機關者，不在此限。

第 4 條 前條第一項各款屍體，除由檢察官交付者外，均須於收領後立即填具報告書，報告該管檢察官。

屍體報告書送達該管檢察官後，非經六小時不得施行防腐處置或執行解剖。其無親屬請領之屍體，除防腐處置外，仍應依前條第二項規定辦理。

檢察官收受前項送達後，得於六小時內以書面禁止防腐

處置或執行解剖。

第 5 條　大體解剖及病理剖驗之屍體，得酌留屍體之一部分，供
　　　　學術研究之用。

病理剖驗，非經其親屬同意，不得毀損屍體外形。但於
第三條第一項第一款及第七款之情形，不在此限。

第 6 條　解剖屍體，如發現其死因為法定傳染病或他殺、自殺、
　　　　誤殺、災變時，應於二十四小時內報告該管主管機關。

第 7 條　執行大體解剖或病理剖驗之醫學院、醫院或機構，須立
　　　　簿冊，記載左列事項：

一、大體解剖或病理剖驗第x例。

二、屍體姓名、出生年月日、性別、籍貫、身分證統一
　　編號、死亡日期、住址、職業及指紋，必要時並予
　　照相。

三、死亡證明書字號。

四、屍體來歷。

五、解剖或剖驗原因。

六、解剖年月日。

七、剖驗診斷。

八、解剖後之處置。

九、解剖者姓名。

前項第二款所列事項無法查明時，填載未詳字樣。

第 8 條 解剖之屍體，無親屬請領者，應由執行解剖之醫學院、醫院或機構妥為殮葬及標記。

第 9 條 執行解剖之醫學院、醫院或機構，應於每年一月底以前，將上年內所解剖之屍體，按第七條簿冊所載事項，造冊彙報該管衛生機關，轉報中央衛生主管機關備查。

第10條 本條例自公布日施行。

【看浪花淘英雄 向帝王學智慧】

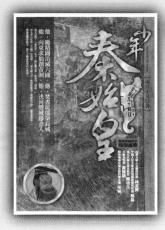

少年秦始皇

一個邯鄲城裡的巨賈為何在一個落難王孫的身上下賭注？

自喻德比三皇、功蓋五帝的秦始皇到底是王室之胄，還是商人之子？

「嬴政」剛出生的時候為什麼叫「趙政」？

母親為什麼要密謀策劃推翻他？

他又為什麼對本該敬愛有加的「仲父」充滿怨恨？

人性與欲望的較量、情感與倫理的衝突，智慧與權謀的爭鬥。

君王的霸氣、權臣的跋扈、女人的柔情，在刀光劍影的爭霸歷程中，少年天子橫空出世，書寫了一段波瀾壯闊、蕩氣迴腸的歷史傳奇。

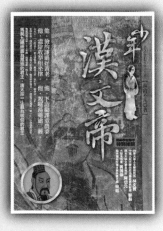

少年漢文帝

本書以傳記的形式，著重講述了漢文帝劉恒生於帝王家、長於憂患中，少有大志、含蓄隱忍、蓄勢待發、終登帝位的成長過程，記述了一個少年在紛紜複雜的政治環境中顯現的堅毅、中庸和美的心路歷程。

關於漢文帝的繼位，眾說紛紜。有人認為他的繼位帶有很大的偶然性，是撿來的皇帝位，是呂后專權的結果，若非呂后除去了漢高祖劉邦的六個兒子，無論如何也輪不到劉恒當皇帝。

但事實真是這樣嗎？偶然之中永遠孕育著必然，讀了本書，你也許就會明白，劉恒的繼位，絕不僅僅只是偶然。如若不信，就請打開本書，追隨漢文帝青少年時期走過的腳步，探索他一步一步走向皇位的內在軌跡吧！

耗時近十年 精裝歷史典藏寶庫

兩岸學者聯手特別推薦

台東大學人文學院院長 林文寶

中國人民大學徐悲鴻藝術學院教授 黎晶

佛光大學文學系教授 陳信元

大陸名作家 黃國榮

翰林國高中國文教科書主編 宋裕

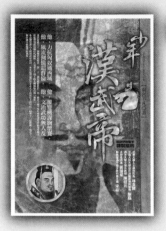

少年漢武帝

西元前156年，劉徹出生了，他是漢景帝劉啟的第十個兒子，生逢盛世，貴為天冑，他盡可以享受先輩們積累下來的豐厚資產，過著安穩無憂的日子，可是劉徹沒有。這個注定不凡的生命一開始就有著更博大的使命，他勵精圖治，求新圖變，將漢家王朝推向了另一個嶄新的、幾無可比的高度，他確立了封建君主專制的根基，成為中國最成功的帝王之一。

漢武帝劉徹到底如何走向成功的呢？所有的傳奇故事都可以在幼年時候找到端倪，從他神奇的出生開始，從他好學求進的少年時代開始，這個少年一步一步從普通的皇子走上了高高在上的皇位，掃平了一切的阻礙，按照自己的心願改造整個世界，奠定了一個帝國空前的偉業。本書將追隨著他少年的腳步，一步一步探尋他成長的足跡，回顧他成功的精神奧秘和思想源泉，將最真實的他展現在人們面前。

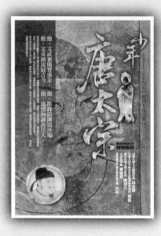

少年唐太宗

火樹銀花中戎馬倥傯，刀光劍影裡豪氣沖天。

他的一生，金戈鐵馬，叱吒風雲。應募勤王，嶄露頭角，於百萬軍中單騎救父，揚威沙場；勸父晉陽起兵反隋，成為獨當一面的大將軍。

亂世紛紛，反王並起，隨父舉義，剿滅隋王朝，扶助其父李淵創建了大唐帝國。長纓在手，平定諸多反唐勢力，居功至偉，玄武門一戰，棋高一招的他終於登上了九五之尊的寶座。

他憑藉英明君王的襟懷眼光，細膩入微的計策與決謀，自如調配各種勢力，化敵為友為我所用，既能左右逢源也能翻雲覆雨，從而締造了貞觀大治的絕唱。

現在，就讓我們穿越時空，走進唐太宗李世民的少年時代，去感受其間的歡笑和淚水，溫情與殺戮……

關於作者
南宮不凡

自小學五年級暑假無意中看到《三國志》，開始對歷史產生莫名狂熱，國一時已經讀完柏楊版《白話資治通鑑》與《二十四史》。

白天是認真負責的科技公司小主管，晚上化身成為歷史名人研究專家，對於古今中外的名人有相當專精而獨到的看法。

對於中國帝王學尤其偏愛，耗時近十年，在繁浩的歷史典籍史料、民間流傳軼事中去蕪存菁，經過反覆的消化、整編，運用古典小說形式，完成秦始皇、漢文帝、漢武帝、唐太宗、宋太祖、成吉思汗、明太祖、康熙、雍正、乾隆、孫中山、毛澤東等十二位深具特色的領袖人物少年時代的風雲變幻。

書中每一位主宰歷史的偉大人物，都蘊藏著一部感人至深的故事。書中將這些領袖人物的親情、友情、愛情，以及自身對命運的努力和追求都融入到了扣人心弦的故事情節當中。

閱讀這套書，猶如看到書中主角的音容笑貌、言談舉止，感受他們的理想、信念、胸懷、情操，對我們學習如何做人、做學問、做事業都有很大的益處。尤其對於準備高飛人生的青少年朋友來說，這些故事除了好看之外，更是擴大胸懷、啟迪人生的最佳朋友。

少年趙匡胤

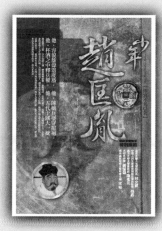

宋太祖趙匡胤出生時就充滿了傳奇的色彩，紅光盈室，異香繞梁，被取名為「香孩兒」；抓週之日選中了寶劍，似乎在預示著這個小小男嬰不同凡響的未來。

為了實現理想，他流浪江湖，在華山弈棋當中，參透了冥冥中暗含的天機。

古寺之中，他行俠仗義，偽裝神木顯靈，沒想到卻引來了真龍現身。

扶危濟貧，兒女情長，少年英雄不遠千里送京娘。

雪夜訪趙普，一代明君慧眼識英才。

陳橋兵變，杯酒釋兵權，他的政治謀略何其了得！

從宮廷計謀到沙場征戰，從熱血豪情到兒女幽怨，從江湖險惡到佛蹤道影，精彩緊湊的情節，本書將一一為您呈現。

少年成吉思汗

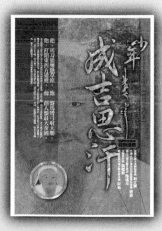

他手握凝血而生，是上天注定掌握蘇魯錠長矛的戰神；

他是蒼狼白鹿的後代，是草原上永不落的圖騰。

他成就一個民族的輝煌，創造了一個種族戰無不勝的神話。

然而，

這個被稱為「一代天驕」的蓋世豪傑，卻歷經了無數的艱險與磨難：

童年喪父，部眾離散；

隨母流浪，嬌妻被擄；

仇敵追殺，義兄反目。

……

讓我們穿越時空的隧道，伴隨著馬刀和狼煙，來結識這位百折不撓，終成霸業的少年英雄——鐵木真。

少年朱元璋

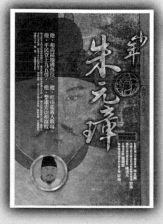

朱元璋與好友親見元軍暴行，痛恨非常，忍不住火燒元軍營地，遭到追殺，他們該如何逃脫此劫？

朱元璋好心救人，誰知對方卻是山賊頭目，他因此被舉報到官府，面臨危機，他應該怎麼做呢？

天災人禍，父母長兄接連病故，朱元璋身單力薄，走投無路，投入寺院為僧，誰知道一場瘟疫，寺廟缺糧斷炊，他被迫出外遊方，艱難世道，他能找到生存的希望嗎？

天下大亂，紅巾軍起義轟轟烈烈，朱元璋脫下僧衣，投入了造反的行列，但紅巾軍內部明爭暗鬥，各不相讓，身處風口浪尖，朱元璋倍受猜疑，他能安然度過危機嗎？

國家圖書館出版品預行編目資料

法醫師法論／王崇儀著
－－第一版－－ 台北市：宇河文化 出版；
紅螞蟻圖書發行，2009.08
面　　公分－－(法學；1)
ISBN 978-957-659-729-9(精裝)

1.法醫學 2.醫事法規
412.21　　　　　　　　　　98013068

法學 01

法醫師法論

作　　者／王崇儀
美術構成／Chris'Office
校　　對／楊安妮、王崇儀
發 行 人／賴秀珍
榮譽總監／張錦基
總 編 輯／何南輝
出　　版／宇河文化出版有限公司
發　　行／紅螞蟻圖書有限公司
地　　址／台北市內湖區舊宗路二段121巷28號4F
網　　站／www.e-redant.com
郵撥帳號／1604621-1　紅螞蟻圖書有限公司
電　　話／(02)2795-3656（代表號）
傳　　眞／(02)2795-4100
登 記 證／局版北市業字第1446號
數位閱聽／www.onlinebook.com
港澳總經銷／和平圖書有限公司
地　　址／香港柴灣嘉業街12號百樂門大廈17F
電　　話／(852)2804-6687
新馬總經銷／諾文文化事業私人有限公司
新 加 坡／TEL:(65)6462-6141　FAX:(65)6469-4043
馬來西亞／TEL:(603)9179-6333　FAX:(603)9179-6060
法律顧問／許晏賓律師
印 刷 廠／鴻運彩色印刷有限公司
出版日期／2009年 8 月　第一版第一刷

定價 350 元　港幣 117 元

敬請尊重智慧財產權，未經本社同意，請勿翻印，轉載或部分節錄。
如有破損或裝訂錯誤，請寄回本社更換。

ISBN 978-957-659-729-9　　　　　　Printed in Taiwan